Wacker/Wacker

Basenfasten für Sie

W0306933

Über die Autoren

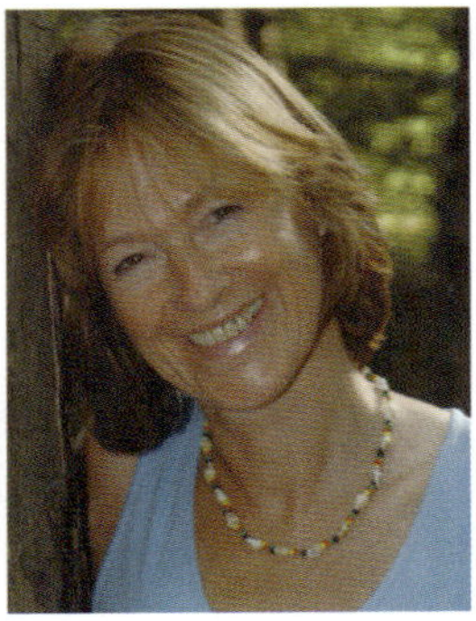

Sabine Wacker interessierte sich von jeher für natürliche Heilweisen und bildete sich bereits vor ihrem Medizinstudium u. a. in den Bereichen Homöopathie, Akupunktur und Psychotherapie weiter. Um im naturheilkundlichen Bereich tätig werden zu können, ließ sie sich nach dem ersten Staatsexamen in Mannheim als Heilpraktikerin nieder. Sie spezialisierte sich auf Entgiftungstherapien, Fasten und Ernährungsberatung und entwickelte aufgrund langjähriger Praxiserfahrung eine eigene Fastenmethode – das Basenfasten. Im Haug Verlag erschienen von ihr bereits folgende Bücher: „Basenfasten: Das 7-Tage-Erfolgsprogramm für Eilige“ und „Basenfasten plus“. Weitere Informationen zum Thema Basenfasten erhalten Sie im Internet unter www.naturheilpraxis-wacker.de und www. basenfasten.de; e-mail: praxis-wacker@t-online.de

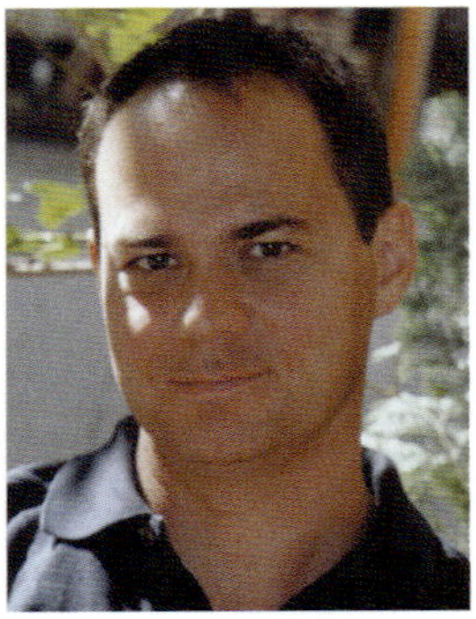

Dr. med. Andreas Wacker ist Arzt für Homöopathie und hielt bereits zahlreiche Fachvorträge im Bereich Homöopathie. Er ist erreichbar im Internet unter www. praxis-wacker.de

Gemeinsam veröffentlichten die Autoren im Haug Verlag die folgenden Bücher: „Gesundheitserlebnis Basenfasten“, „Allergien: Endlich Hilfe durch Basenfasten“. Beide praktizieren seit 1994 in eigener Praxis in Mannheim.

Sabine Wacker
Dr. med. Andreas Wacker

Basenfasten für Sie

- Schluss mit PMS
- Straffes Bindegewebe
- Gesund durch die Wechseljahre

Haug

Bibliografische Information der Deutschen Bibliothek
Die Deutsche Bibliothek verzeichnet diese Publikation in der Deutschen Nationalbibliografie; detaillierte bibliografische Daten sind im Internet über http://dnb.ddb.de abrufbar.

© 2005 Karl F. Haug Verlag in MVS Medizinverlage Stuttgart GmbH & Co. KG.,
Oswald-Hesse-Straße 50, 70469 Stuttgart

Das Werk ist urheberrechtlich geschützt. Nachdruck, Übersetzung, Entnahme von Abbildungen, Wiedergabe auf fotomechanischem oder ähnlichem Wege, Speicherung in DV-Systemen oder auf elektronischen Datenträgern sowie die Bereitstellung der Inhalte im Internet oder anderen Kommunikationsdiensten ist ohne vorherige schriftliche Genehmigung des Verlages auch bei nur auszugsweiser Verwertung strafbar.

Die Ratschläge und Empfehlungen dieses Buches wurden von Autor und Verlag nach bestem Wissen und Gewissen erarbeitet und sorgfältig geprüft. Dennoch kann eine Garantie nicht übernommen werden. Eine Haftung des Autors, des Verlages oder seiner Beauftragten für Personen-, Sach- oder Vermögensschäden ist ausgeschlossen.

Sofern in diesem Buch eingetragene Warenzeichen, Handelsnamen und Gebrauchsnamen verwendet werden, auch wenn diese nicht als solche gekennzeichnet sind, gelten die entsprechenden Schutzbestimmungen.

Programmplanung: Dr. Elvira Weißmann-Orzlowski
Bearbeitung: Sabine Seifert · Satz/Grafik/Lektorat
Umschlaggestaltung: Cyclus · Visuelle Kommunikation, Stuttgart
Umschlagfotos: ZEFA
Satz: Sabine Seifert · Satz/Grafik/Lektorat
Druck und Verarbeitung: Druckhaus Köthen

ISBN 3-8304-2178-8 1 2 3 4 5

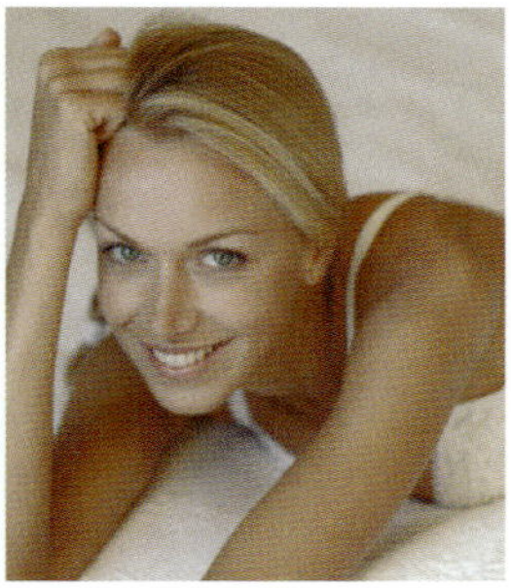

Reine Frauensachen – so hilft Basenfasten

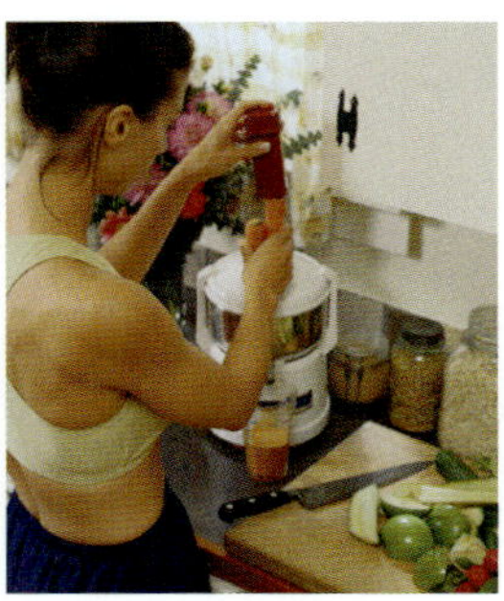

Basenfasten für Sie – so funktioniert's

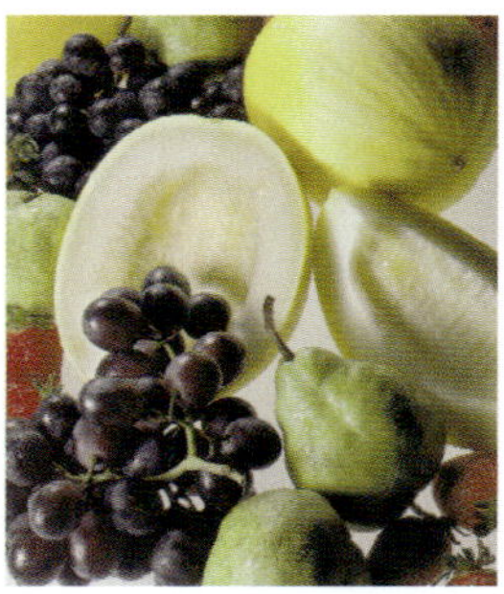

Basische Rezepte für alle Gelegenheiten

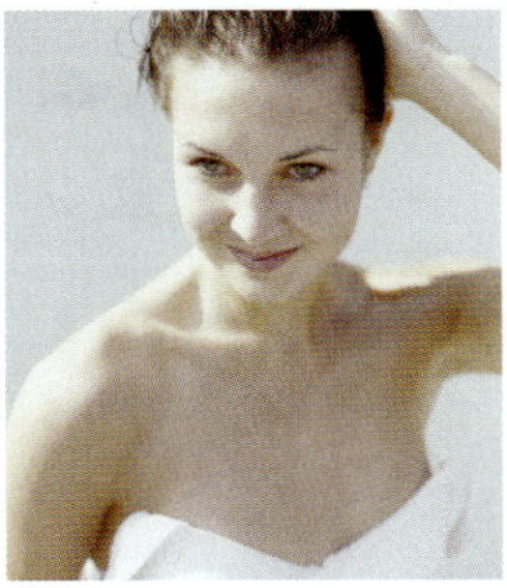

Speziell für Sie: Das Wohlfühlprogramm

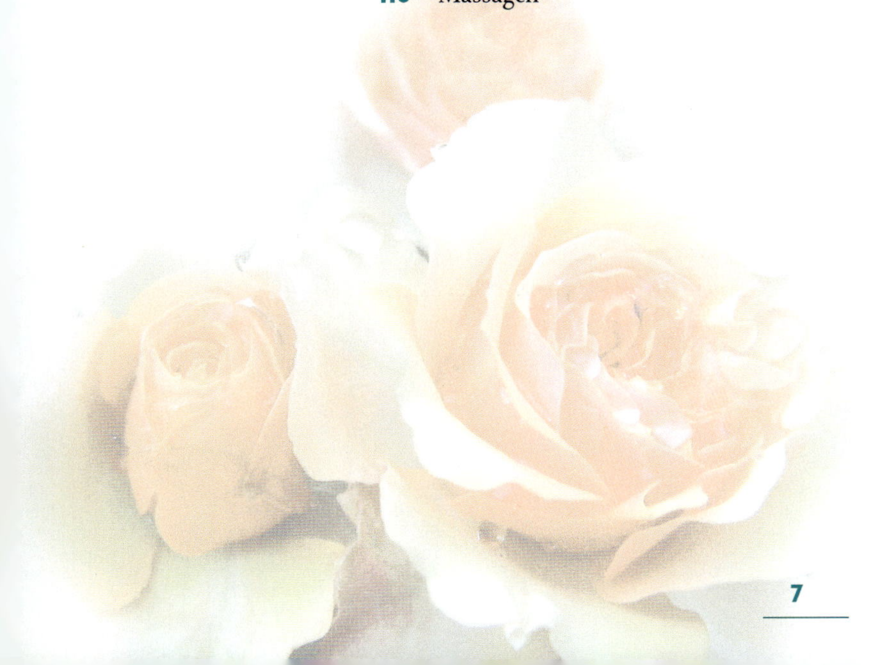

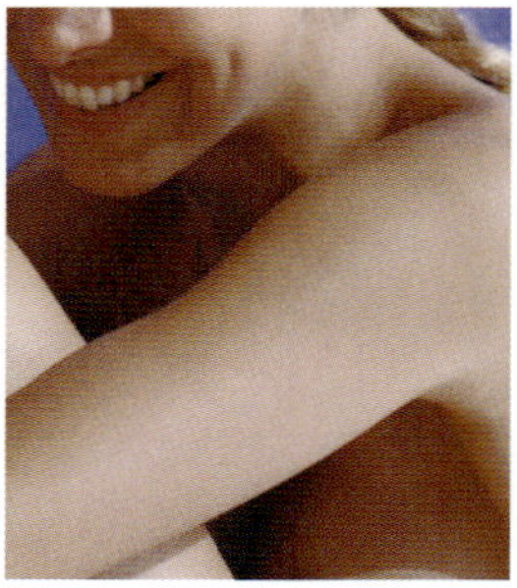

Das können Sie zusätzlich tun

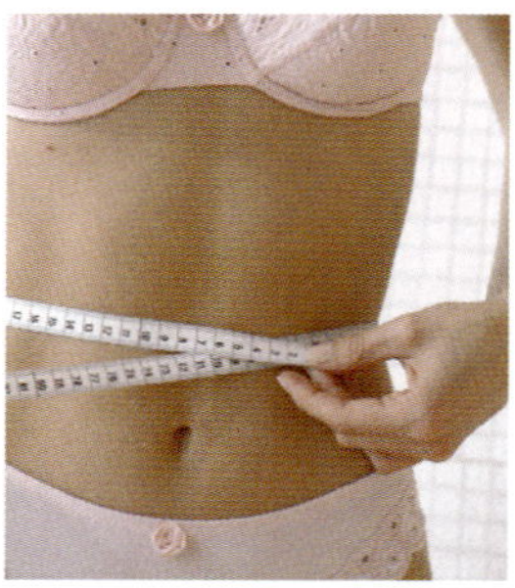

So erhalten Sie sich Ihren Erfolg!

Vorwort

Dieses Buch ist allen Frauen gewidmet, die bei den „typisch weiblichen" Problemen nicht gleich zu Hormonpräparaten oder anderen Medikamenten greifen wollen. In den vergangenen Jahren konnten wir durch zahlreiche Rückmeldungen von Leserinnen, Patientinnen und Kursteilnehmerinnen Erfahrungsberichte sammeln, die uns die positiven Auswirkungen des Basenfastens auf den weiblichen Hormonhaushalt bestätigt haben. Seit Hormonpräparate und Hormonersatzpräparate durch mehrere Studien ins Kreuzfeuer der Kritik geraten sind, sind viele Frauen auf der Suche nach Alternativen. Doch bevor Sie sich auf ein exotisches und vielleicht teures Präparat einlassen, sollten Sie Ihre Ernährung einmal unter die Lupe nehmen. Wie viele Säurebildner nehmen Sie täglich zu sich? Kaffee, Brot, Milch, Fleisch, Käse, Wurst, Fisch, Süßigkeiten, Softdrinks, Alkohol? Und dazu noch Stress, der auch sauer macht? Kein Wunder, wenn der Hormonhaushalt aus den Fugen gerät und prämenstruelles Syndrom, Regelschmerzen oder Wechseljahresbeschwerden Sie plagen.

„Obst und Gemüse auf den Tisch" – so lautet die Devise, und eine Woche Basenfasten bietet Ihnen den idealen Einstieg in eine „basischere" Ernährungs- und Lebensweise. Wie in jedem unserer Bücher finden Sie auch hier wieder eine Auswahl von leckeren basischen Rezepten, bei deren Entwicklung mir mein Sohn Matteo, meine Schwester Claudia und mein Naturkosthändler Christian Oswald oft hilfreich zur Seite gestanden haben. Ein basisches Rahmenprogramm zum Wohlfühlen und eine Menge Tipps und Tricks rund um Homöopathie und Schüßlersalze runden dieses Buch ab und helfen Ihnen, Ihren Erfolg zu bewahren.

Nun wünschen mein Mann und ich Ihnen viel Erfolg und vor allem viel Spaß beim Gesundwerden.

Sabine Wacker
Mannheim, 14.12.2004

Was unterscheidet Basenfasten von Säure-Basen-Diäten?

INFO

Auch Nikotin, Alkohol, Kaffee und andere Genussgifte sind beim Basenfasten tabu.

Basenfasten – das ist der freiwillige Verzicht auf alle säurebildenden Nahrungsmittel für eine oder auch für mehrere Wochen. Basenfasten ist keine Säure-Basen-Diät, denn eine Säure-Basen-Diät erlaubt Säurebildner wie Fleisch, Wurst, Schinken, Milchprodukte, Nudeln und Brot, von denen die meisten Menschen ohnehin zu viel verzehren. Deshalb haben sie beim Basenfasten nichts zu suchen.

Gut zu wissen

Säurebildende Nahrungsmittel

- jede Art von Fleisch, Wurstwaren, Schinken
- Fleischbrühe
- alle Fische und Schalentiere
- Milch und -produkte (auch fettarme) sowie Quark, Jogurt, Kefir und alle Käsesorten
- Eiweiß
- Senf und Essig
- Hülsenfrüchte, Spargel, Rosenkohl, Artischocken
- alle Nüsse außer Mandeln und frischen Walnüssen
- alle Arten von Getreide (auch Hirse, Dinkel, Amaranth, Quinoa)
- Vollkornprodukte
- Weißmehlprodukte, z. B. Pizza, Teigwaren; auch graue Brötchen, Brot und Gebäck
- polierter Reis
- gehärtete, raffinierte Fette und Öle, billige Salatöle
- Margarine
- kohlensäurehaltige Getränke (auch Mineralwässer)
- Softdrinks wie Limonaden, Cola
- Bohnenkaffee
- schwarzer Tee
- Früchtetee
- Alkohol
- Fertigprodukte, die Säurebildner enthalten
- alle Süßigkeiten, insbesondere die mit Fabrikzucker hergestellten
- Eis
- Honig

Die folgenden Lebensmittel sind keine Säurebildner, aber dennoch beim Basenfasten nicht erlaubt:

- Eigelb
- Rohmilch, Sahne und Butter
- Soja und Sojaprodukte
- Knoblauch
- Roiboostee
- Matetee

Nicht nur die Ernährung hat einen großen Anteil an der chronischen Übersäuerung – auch die Lebensweise beeinflusst den Säure-Basen-Haushalt. Nicht umsonst sagt man: „Ich bin total sauer auf ...". So ist nicht nur Stress säurebildend, auch die Gefühle zeigen an, wie basisch oder wie sauer wir sind. Deshalb: Gehen Sie das Basenfasten „locker" und gut motiviert an. Freuen Sie sich darauf, dass Sie am Ende wieder in Ihre Lieblingsjeans passen und dabei den Körper entgiftet haben – gute Gedanken entsäuern.

Gut zu wissen

Weitere Säurebildner

- Stress
- „Geschäftsessen"
- Bewegungsmangel
- Elektrosmog
- Leistungssport
- Schlafmangel
- Angst
- Wut
- Ärger

Wenn Sie alle Säurebildner für ein oder zwei Wochen verbannen, dann entlasten Sie damit Ihren Stoffwechsel so sehr, dass er anfängt, die eingelagerten Säuren und andere unbrauchbaren Stoffwechselabfälle auszuscheiden. Basenfasten ist eine Weiterentwicklung des Fastens, eines der ältesten Naturheilverfahren der Welt. Fasten ist – wie unzählige Berichte belegen – für viele Menschen ein echter Jungbrunnen, eine Auszeit um Körper und Geist wieder so richtig ins Gleichgewicht zu bringen. Aber eine Woche gar nichts essen? Das ist für manche Menschen hart. Wenn Sie schon immer einmal fasten wollten, aber sich nie durchringen konnten, so ganz auf Nahrungsmittel zu verzichten, dann ist Basenfasten eine gute Alternative.

Basenfasten ist ganz einfach: Eine Woche nur Obst und Gemüse – satt werden und dabei genießen. Die Entsäuerungseffekte sind oft schon nach wenigen Tagen sichtbar und spürbar: Sie fühlen sich fit, ausgeglichen und leistungsfähig. Auch die Haut fühlt sich weich und glatt an – und: Die Pfunde purzeln. Grund genug, eine oder auch zwei Wochen im Jahr eine Basenfastenkur zu machen. Außerdem: Mit einer guten Entsäuerungskur zeigen Sie hormonbedingten Befindlichkeitsstörungen die rote Karte.

INFO

Der Kern des Basenfastens: Entsäuerung durch Entlastung. Basenfasten enthält zudem kaum Allergene und ist deshalb auch für Allergiker gut geeignet.

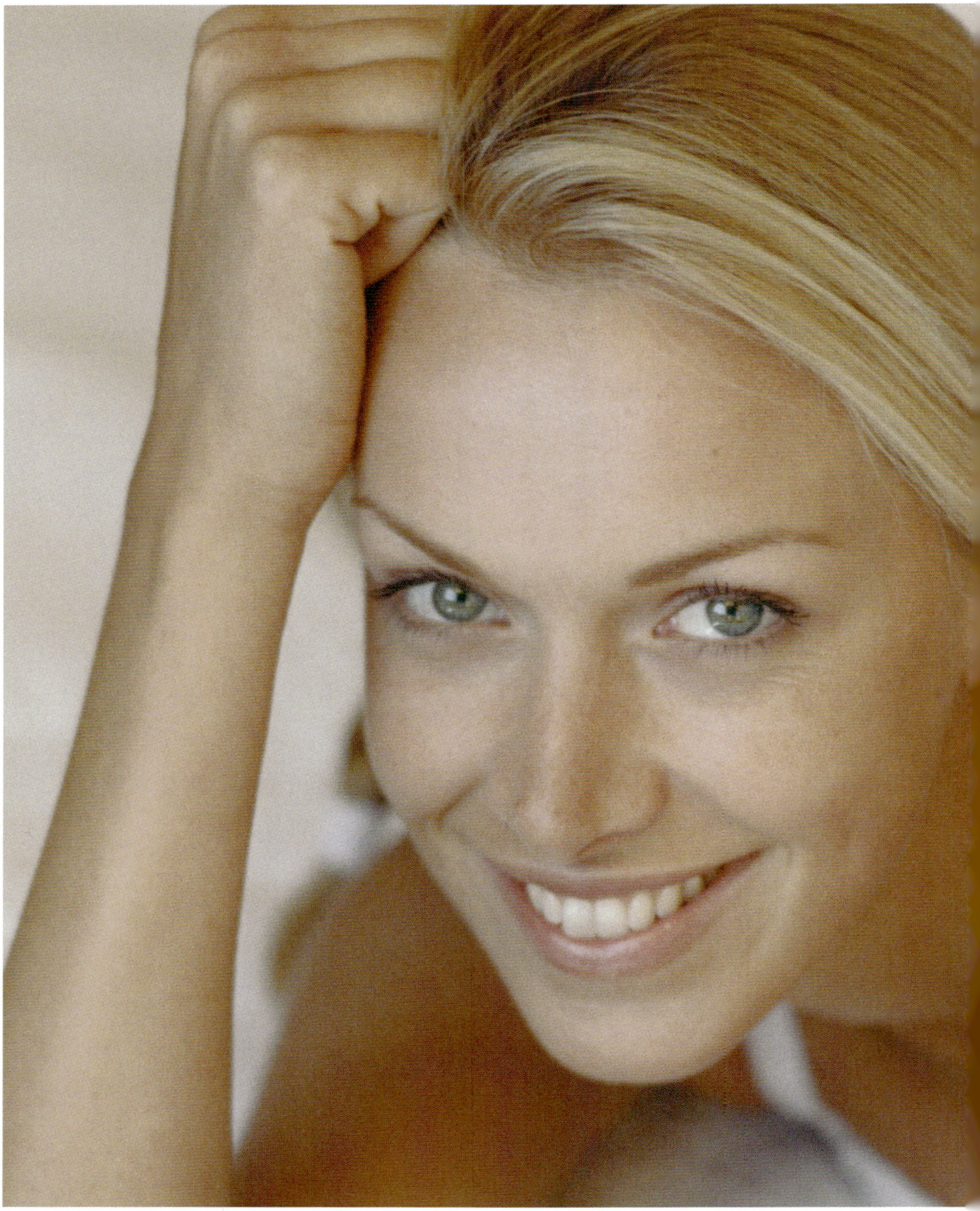

Reine Frauensachen – so hilft Basenfasten

Säuren blockieren den Hormonstoffwechsel und bedingen so die „typisch“ weiblichen Probleme: hormonabhängige Stimmungsschwankungen, Hautprobleme bis hin zur Akne, Orangenhaut, Schweißausbrüche, Schlafstörungen, depressive Verstimmungen, Kopfschmerzen, Regelschmerzen, Spannungsgefühle in den Brüsten, Wassereinlagerungen und so fort. Basenfasten macht Schluss damit. Entsäuern Sie und bringen Sie so Ihren Hormonhaushalt wieder ins Gleichgewicht.

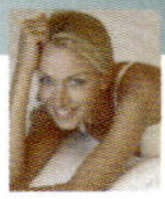

INFO

Säurebildner in der Nahrung stören den Hormonstoffwechsel. Essen Sie daher nicht zu viele davon.

Gehören auch Sie zu den Frauen, die sich seit Jahren mit PMS, Regelschmerzen oder anderen hormonbedingten Beschwerden herumquälen? Sicher haben auch Sie noch nie daran gedacht, dass Ihr Hormonhaushalt irgend etwas mit Ihrer Ernährung zu tun hat. Dabei ist es doch ganz logisch. Alles, was wir essen, hat eine Wirkung im Stoffwechsel – und die Hormone gehören zu unserem Stoffwechsel. Dass Übersäuerung bei Erkrankungen im Magen-Darm-Bereich, bei Rheuma und bei Allergien eine Rolle spielt, das mag ja noch einleuchten, aber gegen Regelbeschwerden? Doch, es ist tatsächlich so. Seit wir die Methode Basenfasten vor einigen Jahren entwickelt haben, erhalten wir eine Menge Rückmeldungen über spontane Verbesserung bei Schmerzen und anderen Beschwerden rund um die Regelblutung. Und nicht nur das: Basenfasten verbessert das Hautbild, wirkt gegen Akne und gegen Wechseljahresbeschwerden. Wie ist das möglich?

Unsere Nahrung wird im Stoffwechsel chemisch zu Säuren oder zu Basen umgebaut, je nach Zusammensetzung der Lebensmittel. Der Körper braucht sowohl Säuren als auch Basen. Nur: Er benötigt mehr Basen als Säuren. Die meisten Mineralsalze werden im Körper basisch verstoffwechselt und für viele lebenswichtigen Funktionen wie Atmung, Blutbildung, Knochenbildung, Hormonstoffwechsel und Verdauung dringend benötigt. Wenn wir aber auf Dauer zu viele Säurebildner zu uns nehmen, dann verbraucht der Körper die basischen Mineralien, um diese Säuren abzupuffern und so verschiebt sich allmählich das Säure-Basen-Gleichgewicht. Dadurch werden mit der Zeit alle Stoffwechselleistungen eingeschränkt und es kommt zu Funktionsstörungen, die sich bei einem Menschen mehr im Darm, beim anderen mehr im Hormonstoffwechsel, beim dritten woanders äußern.

INFO

Hormonelle Störungen nicht gleich mit Hormonpräparaten angehen! Eine Woche Basenfasten zur Entsäuerung kann hier eine nebenwirkungsfreie Alternative sein.

Wenn aber der Säure-Basen-Haushalt im Gleichgewicht ist, dann funktioniert der Stoffwechsel – und damit auch der Hormonhaushalt!

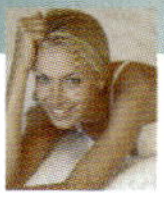

Rund um die Schönheit

Schlank, jung, vital, ein strahlender Blick, reine und rosige Haut – das ist für die meisten Menschen der Inbegriff von Schönheit und hat sich, vor allem in uns Frauen, tief eingeprägt. Um dieses Ziel zu erreichen nehmen Frauen vieles auf sich: Sie kaufen teure Cremes, lassen sich Fett absaugen, legen sich für ihre Idealmaße unters Messer oder lassen sich mehr oder weniger gefährliche Substanzen gegen ihre Falten unter die Haut spritzen. Das sind alles Methoden, die teuer und oft nicht ungefährlich sind. Dabei gibt es ganz einfache und gesunde Methoden, um schlank und vital zu werden und eine reine Haut zu bekommen. Die richtige Ernährung und regelmäßige Bewegung sind der Schlüssel dazu.

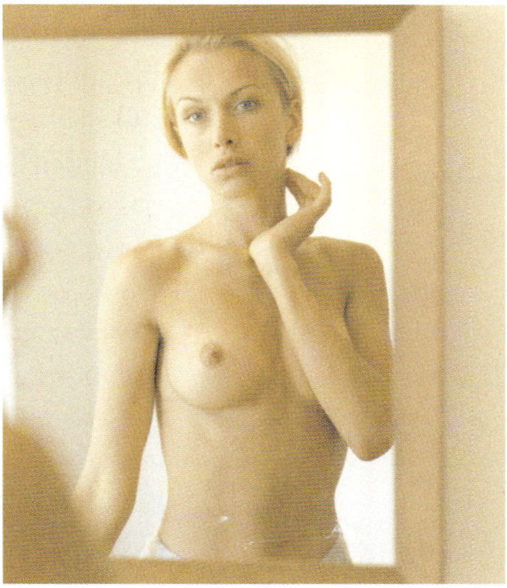

Basenfasten ist ein echtes Schönheitsmittel und macht schlank und vital auf natürliche Weise.

Unreine Haut, Ausschläge und Akne

Vor allem in der Pubertät, aber auch später sind viele Frauen von unreiner Haut geplagt. Meist verschwinden die Probleme mit Ende der Pubertät von alleine. Ist dies nicht der Fall, dann verordnen viele Frauenärzte ein Hormonpräparat, um die „hormonbedingten" Hautunreinheiten in Schach zu halten. Dass eine überwiegend basische Ernährung selbst hartnäckige Akne dauerhaft beseitigt, haben wir in unserem ersten Buch „Gesundheitserlebnis Basenfasten" anhand einer 36 Jahre alten Patientin gezeigt, die seit ihrem 10. Lebensjahr an Akne litt. Seit drei Jahren hat sie – Dank Basenfasten und basenüberschüssiger Ernährung – keine Hautprobleme mehr.

Kursteilnehmerinnen berichten immer wieder von Hautverbesserungen, die bereits nach wenigen Tagen Basenfasten sichtbar sind. Eine Kursteilnehmerin erzählte am letzten Kursabend erfreut, dass Kolleginnen sie am 5. Basenfastentag auf ihre plötzlich so glatte und strahlende Haut angesprochen haben.

Übersäuertes Bindegewebe – mehr als nur ein Schönheitsproblem

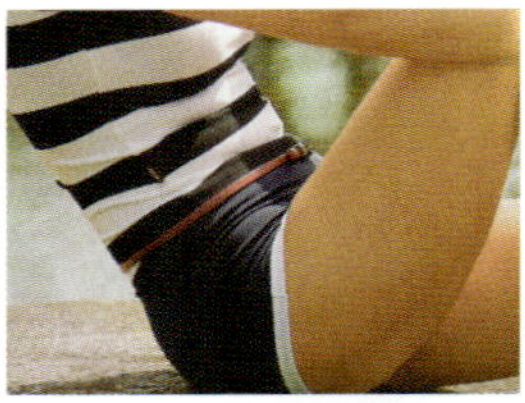

Entschlackung verhindert Orangenhaut.

Neben unreiner Haut und Fettpölsterchen ist Cellulite wohl einer der gefürchtetsten Schönheitsmakel. Bei der Cellulite handelt es sich um eine Stoffwechselstörung des Bindegewebes, in deren Verlauf es zu Einlagerungen von so genannten „Schlacken" kommt. Neuere Untersuchungen haben ergeben, dass es sich bei diesen Schlacken um Fetteinlagerungen im Unterhautgewebe handelt. Fett ist natürlicherweise immer im Unterhautgewebe enthalten, wird aber normalerweise ständig neu auf- und abgebaut. Bei Stoffwechselstörungen des Bindegewebes werden die alten Fette nicht schnell genug abgebaut und es kommt zu einer Ansammlung alter Fette, die im Laufe der Zeit zäh werden und sich verfestigen. So entstehen die typischen Querstreifen und Gewebsrisse, die das Phänomen Orangenhaut ausmachen. Fraglich ist nach wie vor, ob nicht auch Eiweißablagerungen an der Ausbildung dieser Querstreifen beteiligt sind.

Cellulite ist verbunden mit Symptomen wie Hautjucken sowie vermehrter Wasserbindung im Unterhautgewebe mit Spannungsgefühl. Zunehmende Cellulite führt zur Gewebsschädigung. In der Erfahrungsheilkunde weiß man seit längerer Zeit, dass die der Cellulite zugrundeliegende Stoffwechselstörung des Bindegewebes in engem Zusammenhang mit chronischer Übersäuerung steht. Und Ernährung spielt bekanntlich eine große Rolle bei der Entstehung der Übersäuerung. So ist es nicht verwunderlich, dass immer jüngere Menschen Cellulite bekommen, wenn man sich die Ernährung der Jugendlichen anschaut: Fastfood, Weißmehlprodukte, Süßigkeiten, viel tierisches Eiweiß, Softdrinks – alles Säurebildner.

Gut zu wissen

Ist Cellulite erblich bedingt?

Es gibt Menschen, die aufgrund ihrer Erbanlagen ein schlechteres Bindegewebe haben als andere. Aber auch wenn Sie eine erbliche Neigung zu Cellulite haben, können Sie etwas dagegen tun: Je eher Sie durch basenüberschüssige Ernährung und regelmäßige Bewegung der Cellulite entgegenwirken, umso schneller bekommen Sie diese in den Griff!

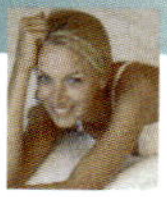

Bis es zur Ausbildung von Cellulite kommt, dauert es Jahre, denn die Stoffwechselstörung des Bindegewebes verläuft lange Zeit ohne erkennbare Symptome. Deshalb können Sie nicht erwarten, dass nach einer Woche Basenfasten die Cellulite verschwunden ist. Wenn Sie allerdings nach einer Woche Basenfasten Ihre Ernährung auf überwiegend basisch umstellen, dann werden Sie feststellen, dass Ihr Bindegewebe sich deutlich verbessert. Und damit auch Ihr Stoffwechsel.

Idealgewicht – der ewige Kampf um die Pfunde

Statistisch gesehen ist kaum eine Frau mit ihrer Figur zufrieden. Das hängt sicher mehr mit den Schönheitsidealen zusammen, die in unseren Köpfen spuken, als mit der tatsächlichen Figur. Eine gute Figur ist zum einen vom Körpergewicht, zum anderen vom Muskelzustand abhängig. Wenn Sie also Ihre Idealfigur anstreben, dann gilt: Pfunde purzeln lassen durch Ernährungsumstellung und Muskeltraining – mit anderen Worten: Bewegung.

TIPP

Trinken Sie täglich 2–3 Liter mineralienarmes Wasser oder verdünnten Kräutertee: Hohe Trinkmengen kurbeln den Energieverbrauch an – das trägt zur Gewichtsabnahme bei.

Beide Methoden zusammen funktionieren, und zwar nur dann, wenn Sie auf langfristig setzen. Machen Sie keine schnellen Fett-Weg-Diäten, die Ihren Stoffwechsel stressen, um danach wieder Fastfood zu essen, welches Ihr Bindegewebe übersäuert. Und bleiben Sie dran am Sport. Nur durch regelmäßig betriebenen Sport können Sie – in Verbindung mir vitalstoffreicher Ernährung – dauerhaft die Muskulatur und das Bindegewebe festigen.

Wenn Sie wirklich zu viel Gewicht auf die Waage bringen und 10 oder mehr Kilo abnehmen müssen, dann ist es besonders wichtig, dass Sie auf eine gesunde, basen- und vitalstoffreiche Kost setzen. Beginnen Sie mit 2–3 Wochen Basenfasten und treiben Sie 4- bis 5-mal pro Woche Sport; behalten Sie danach eine basenüberschüssige Ernährung und regelmäßigen Sport bei. Dann gehören Ihre Figurprobleme bald der Vergangenheit an.

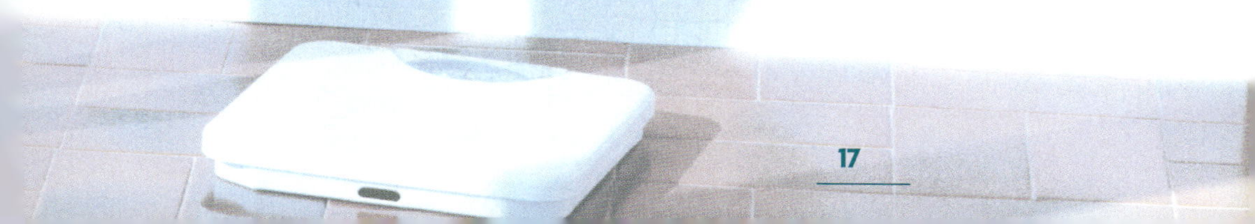

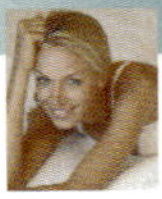

Rund um die Hormone

Vom Beginn der Pubertät bis zu den Wechseljahren spielen Hormone und ihre Schwankungen eine zentrale Rolle im Leben der Frau. Oft ist davon auch ihre Umgebung betroffen. Viele Frauen leiden mehr oder weniger darunter – je nach Typ. Wenn Sie bislang dachten, dass sei ein unveränderbares Schicksal, dem Sie höchstens mit Hormontabletten begegnen können, dann sollten Sie es mal mit Basenfasten versuchen.

Pubertät – Berg- und Talfahrt der Gefühle

Mit Ausbildung der Geschlechtsreife (Pubertät) beginnt der „Tanz der Hormone" und das ist keine reine Frauensache. Mithilfe von Hormonen – Östrogenen, Gestagenen und Androgenen – finden zwischen dem 10. und dem 15. Lebensjahr körperliche und seelische Umbauprozesse statt – die Zeit der Gebärfähigkeit beginnt.

Die hormonellen Umbauprozesse in dieser Zeit können zu Gewichtsproblemen und vor allem zu unreiner Haut führen. Aber Pickel und Akne sind kein unausweichliches Schicksal: Durch eine überwiegend basische Ernährung halten Sie Pickel in Schach. Leider ist die übliche Ernährungsweise von Jugendlichen alles andere als basenüberschüssig. Fastfood mit wenig Obst und Gemüse prägen das Bild der Ernährung. Schauen Sie sich nur mal das nährstoffarme Angebot am Schulkiosk an – Jugendliche werden nicht gerade dazu angeleitet, sich gesund zu ernähren. Zigaretten- und Alkoholkonsum tragen zusätzlich zur Übersäuerung und zur Verschlechterung des Hautbildes und des Bindegewebes bei. Dies ist auch der Grund, warum immer mehr junge Menschen ein schlechtes Bindegewebe haben und frühzeitig Orangenhaut entwickeln.

Auch wenn die Pubertät sich dadurch auszeichnet, dass Jugendliche prinzipiell die Vorschläge ihrer Eltern ablehnen, habe ich doch festgestellt, dass es sinnvoll ist, mit gutem Beispiel voranzugehen. Und: Wenn Obst, Salate und Gemüse auf dem Tisch sind, werden sie meist auch gegessen.

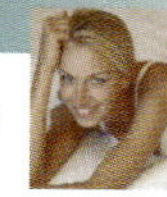

PMS – wenn die Tage vor den Tagen zur Qual werden

Da die Symptome des prämenstruellen Syndroms sehr vielfältig sind und auch mit Gemütsveränderungen einhergehen, werden Frauen, die darunter leiden, oft nicht ernstgenommen, was den Leidensdruck nur noch verstärkt. PMS kann sich so heftig auswirken, dass allein das Wissen darum, dass „frau" alle 4 Wochen dadurch lahmgelegt wird, ausreicht, um übelste Laune zu bekommen. Schließlich sind viele Frauen berufstätig und müssen sich in einer Arbeitswelt behaupten, die durch und durch auf ständige Leistungsfähigkeit eingestellt ist. Und eine Frau, die alle 4 Wochen mit Migräneanfall oder Kreislaufabsturz zu Hause bleiben muss, ist in keinem Betrieb gerne gesehen.

INFO

Die prämenstruelle Phase beginnt ab dem Eisprung – in der Regel um den 14. Zyklustag – und endet meist mit oder kurz nach Einsetzen der Regelblutung. Während dieser Zeit leiden viele Frauen unter körperlichen und seelischen Veränderungen.

Gut zu wissen

Symptome der PMS

- Kreislaufprobleme
- Antriebsschwäche
- Spannungsgefühl in den Brüsten
- Krämpfe im Unterleib oder in den Brüsten
- Neigung zu Wasseransammlung im Körper
- Gewichtszunahme
- Kopfschmerzen
- Migräne
- Völlegefühl
- Verstopfung
- Depressive Verstimmungen

Man geht davon aus, dass PMS durch einen Progesteronmangel ausgelöst wird, dessen Ursache unbekannt ist. Frauenärzte haben mir aber bestätigt, dass eine basenüberschüssige Ernährung die Symptome von PMS deutlich vermindert. Und genau das entspricht der Erfahrung, die wir seit Jahren mit Basenfasten machen: So berichtete eine 34-jährige Patientin, die in den vergangenen 20 Jahren immer vor der Regel unter massiven Stauungen und Brustspannungen litt, dass ihre prämenstruellen Symptome bereits nach einem Basenfastenkurs kaum noch vorhanden waren. Sie war dadurch so motiviert, dass sie ihre Ernährung auf überwiegend basisch umstellte. Heute hat sie an den Tagen vor den Tagen keine Probleme mehr.

Basenüberschüssige Ernährung hilft bei PMS.

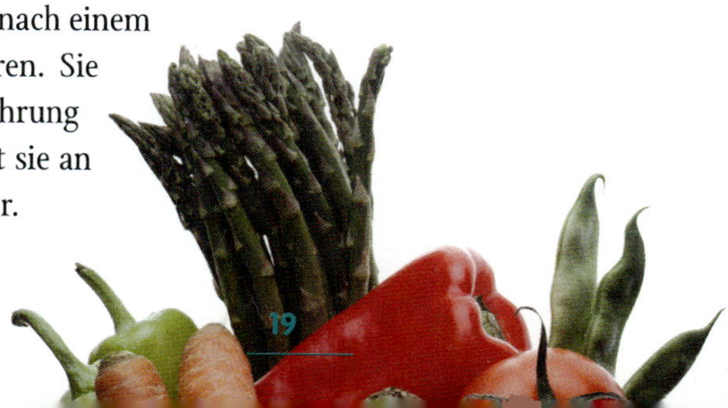

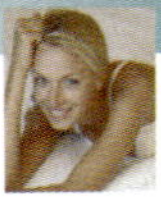

Regelschmerzen

Für viele Frauen gehen die prämenstruellen Beschwerden nahtlos in Schmerzen während der Regelblutungstage über. Manche Frauen haben nur am ersten oder zweiten Tag ein Ziehen im Unterleib oder krampfartige Schmerzen. Die Schmerzen können aber auch so heftig sein, dass ein oder zwei Tage Bettruhe nötig werden – eine höchst individuelle Sache also und typenabhängig.

Die Homöopathie leistet hier mit ihrer individuellen Mittelwahl große Dienste. Aber auch die Umstellung auf basenüberschüssige Kost entlastet den Hormonstoffwechsel: Eine Patientin, 32 Jahre alt, die seit der Pubertät unter Brustschmerzen und starken Krämpfen während der ersten 2 Regelblutungstagen litt, kam eigentlich wegen extremer Nahrungsmittelallergien und chronischer Nasennebenhöhlenentzündung in meine Praxis. Sie war hocherfreut, dass nach dem 1. Basenfasten ihre darauffolgende Regelblutung völlig ohne Schmerzen verlief. Sie wiederholte das Basenfasten in mehrwöchigen Abständen immer wieder für eine Woche und berichtete, dass auch ihre Nasennebenhöhlen langsam besser wurden. Nach Ablauf eines Jahres traten ihre Regelschmerzen nie mehr auf.

INFO

Durch allergische Geschehen kommt es häufig zu Bindegewebsreaktionen, wodurch unter anderem auch der Hormonstoffwechsel beeinträchtigt wird.

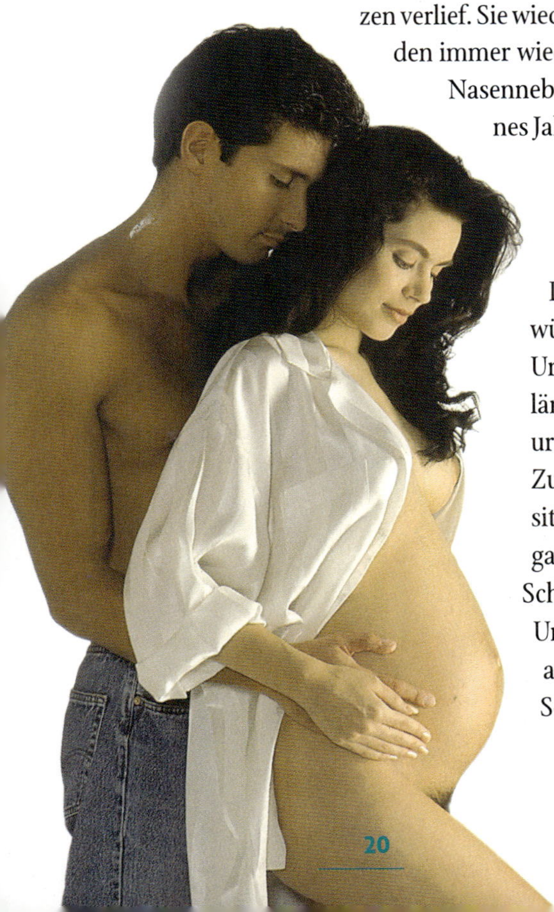

Unerfüllter Kinderwunsch

Die Zahl der Paare, die sich vergeblich ein Kind wünschen, wird von Jahr zu Jahr größer. Über die Ursachen der ungewollten Kinderlosigkeit wird seit längerem geforscht und obwohl bislang keine Hauptursache gefunden wurde, konnten doch interessante Zusammenhänge entdeckt werden. So ist die Universitätsfrauenklinik in Heidelberg der Frage nachgegangen, wie Schadstoffbelastungen, insbesondere Schwermetalle, sich auf die Fruchtbarkeit auswirken. Und nicht nur im Rahmen dieser Forschungen, auch anderenorts hat man Zusammenhänge zwischen Schadstoffbelastungen und der Beweglichkeit der

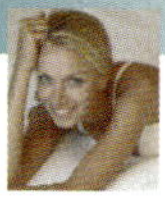

Spermien festgestellt. Man kann also davon ausgehen, dass die Spermien mit zunehmender Schadstoffbelastung des Körpers an Beweglichkeit verlieren.

Um festzustellen, bei welchem der beiden Partner der Grund für die ungewollte Kinderlosigkeit liegt, werden eine Reihe von Untersuchungen durchgeführt. Häufig finden sich hormonelle Fehlfunktionen bei der Frau und man versucht, durch entsprechende Medikamente Abhilfe zu schaffen. Führt das nicht zum Erfolg, dann gibt es heute eine Reihe künstlicher Befruchtungsmethoden, die oft, aber nicht immer zum Erfolg führen. Was bei dieser Vorgehensweise leider übersehen wird, ist, dass die Zunahme hormoneller Störungen auch mit der Zunahme der Schadstoffbelastung einhergeht.

INFO

Rauchen, egal ob Sie oder Ihr Partner – gehört zu den Schadstoffbelastungen, die Unfruchtbarkeit fördern.
Neuere Forschungsergebnisse zeigen, dass auch der übermäßige Gebrauch von Handys zu Lasten der Zeugungsfähigkeit geht.

Und die kommt nicht nur aus den Schornsteinen der Fabriken oder aus den Auspuffrohren unserer Autos, sondern landet zunehmend auf unseren Tellern: „Aus deutschen oder europäischen Landen frisch auf den Tisch ...“ Immerhin füttert man den Löwen der Stuttgarter Wilhelma seit einiger Zeit nur noch Pferdefleisch – der hohe Hormongehalt des Rindfleisches macht sie unfruchtbar. Pferdefleisch unterliegt nicht der Massentierzucht mit Turbowachstum durch Hormongaben, Antibiotika und was sonst alles dazu gehört.

Inwieweit andere Schadstoffe aus der täglichen Nahrung zu unserer Zeugungs- und Gebärfähigkeit beitragen, ist noch gar nicht erforscht, aber man kann davon ausgehen, dass in den kommenden Jahren die Liste der Mitverursacher der ungewollten Kinderlosigkeit größer wird.

Egal, für welche Therapie Sie sich entscheiden, damit Sie Mutter werden, es lohnt sich immer, auch eine Entgiftungskur zu machen. Und ganz wichtig ist es, dass Sie darauf achten, welche Lebensmittel Sie essen. Je schadstoffärmer diese sind, umso besser für Ihren Hormonhaushalt. Und es gibt schadstoffarme Lebensmittel: aus biologisch-dynamischem Anbau.

INFO

Basenfasten ist hormonfrei und, wenn Sie biologisch angebautes Obst und Gemüse verwenden, schadstoffarm.

Basenfasten entgiftet und entsäuert dabei – das hilft, die Schadstoffe wieder loszuwerden. Schon oft habe ich erlebt, dass Patientinnen, die wegen Hautproblemen, Verstopfung oder anderer Gesundheitsstörungen zu mir zur Entgiftung und zum Basenfasten kamen, nach wenigen Monaten schwanger wurden. Sie berichten dann immer freudestrahlend, dass sie sich schon lange ein Kind wünschen, es bislang aber nicht geklappt hat. Gerade vor zwei Monaten bekam ich wieder eine Geburtsanzeige einer glücklichen Mutter, die im vergangenen Jahr Basenfasten und Colon-Hydro-Therapie gemacht hat.

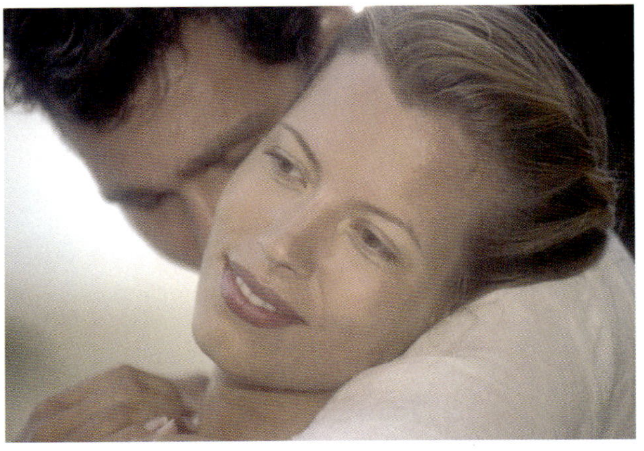

Auch wenn es mit dem Nachwuchs (noch) nicht klappt – bleiben Sie entspannt und erfreuen Sie sich an einer harmonischen Partnerschaft.

Ein wichtiger Aspekt der Entgiftungstherapien ist hier auch das „Loslassen". Wenn Sie entgiften und entsäuern, dann lassen Sie nicht nur die Schadstoffe und die alten Stoffwechselprodukte schneller los, Sie können auch seelisch besser loslassen. Denn häufig ist es so, dass dieser lange unerfüllte Wunsch nach einem Kind die Paare „sauer" macht. Sie stressen sich selbst, sie stressen sich gegenseitig. Besonders für Frauen ist es schwierig, denn die biologische Uhr tickt. Und das ist auf Dauer kein guter Nährboden für eine Schwangerschaft.

Ein anderer Aspekt, der als Ursache für Unfruchtbarkeit in Frage kommt, ist eine Endometriose – das Vorkommen von Gebärmutterschleimhaut außerhalb der Gebärmutter, was mit starken Schmerzen einhergeht. Endometriose ist sehr im Zunehmen begriffen und man geht davon aus, dass in Deutschland 2–4 Millionen Frauen darunter leiden. Es ist wahrscheinlich, dass unsere Lebensweise damit zu tun hat. Frauen mit Endometriose leiden häufig an Allergien und an Störungen der Verdauung. Möglich ist ein Zusammenhang mit fett- und fleischreicher Kost und ballaststoffarmer Ernährung.

Fehlernährung als Ursache von Endometriose und Unfruchtbarkeit? Dies ist vorläufig eine Hypothese einiger Forscher, aber Versuche haben ergeben, dass bereits das Weglassen einer einzigen Fastfood-Mahlzeit zu einer deutlichen Linderung der Endometriosebeschwerden führt. Auch körperliche Bewegung und der Verzicht auf Nikotin haben in Versuchsreihen zu Besserungen geführt. Durch gesunde Lebensweise zum Wunschkind? Es sieht ganz so aus.

Wechseljahre – ein Kapitel für sich

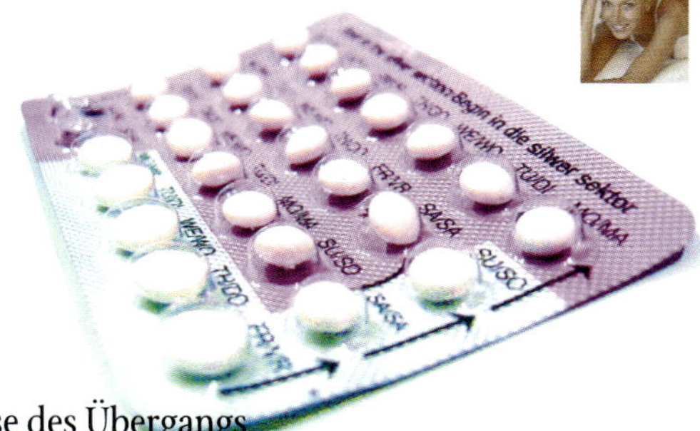

Was früher die Pille übernahm, regelt nun die Natur: Die sinkende Östrogenproduktion verhindert nach und nach den Eisprung.

Die Wechseljahre der Frau sind eine natürliche Phase des Übergangs, in der die Produktion der weiblichen Hormone zurückgeht. Der Körper der Frau stellt sich auf eine Lebensphase ein, in sie keine Kinder mehr gebären wird und von daher das monatliche Auf und Ab der Hormone nicht mehr nötig ist. So sinkt die Östrogenproduktion allmählich ab und die „Tage" kommen unregelmäßiger und bleiben schließlich ganz aus. Dies ist kein Östrogenmangel, wie die Schulmedizin fälschlicherweise meint. Es ist das natürliche Absinken des Östrogens, weil es nicht mehr benötigt wird.

Gut zu wissen

Die Wechseljahre – ein natürlicher Umstellungsprozess

Die Wechseljahre – auch Klimakterium genannt – spielen sich in einem Zeitraum von etwa 10 Jahren ab – meist zwischen dem 45. und 55. Lebensjahr. Die Zeit nach der letzten Regelblutung nennt man Menopause.

Wechseljahre sind keine Krankheit, sondern ein natürlicher Umstellungsprozess des Körpers und der Seele. Dieser Umstellungsprozess kann völlig reibungslos verlaufen, er kann aber auch von gesundheitlichen Störungen begleitet sein.

Biologisch und biochemisch gesehen findet „nur" eine hormonelle Umstellung statt – seelisch bedeutet es eine immense Veränderung. Durch diesen Prozess kommt die Frau aus ihrem bisherigen Rhythmus, was viele der Wechseljahressymptome ausmacht.

Wechseljahre sind im Prinzip das Gegenteil der Pubertät, in der sich die Geschlechtsreife entwickelt. Interessanterweise befinden sich meist die Kinder gerade in der Pubertät, während die Mutter in die Wechseljahre kommt: Sohn oder Tochter sind launisch, die Skala reicht von himmelhochjauchzend bis zu Tode betrübt. Während sich im Körper des Jugendlichen ein Umbau vom Kind zum geschlechtsreifen Erwachsenen vollzieht, spielt sich im Gefühlsleben des Jugend-

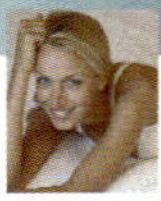

lichen ein Chaos ab. Da er keinerlei Erfahrung mit diesem Zustand hat, kommt es zu Verunsicherungen, denn er kann seinen bisherigen Gefühlen nicht mehr trauen. Das Erlangen der Geschlechtsreife stellt aber einen kraftgewinnenden Prozess dar – anabol nennt man das in der Medizin. Anabole Vorgänge wirken Stoffwechsel beschleunigend. Das ist einer der Gründe, weshalb Jugendliche oft Flausen im Kopf haben – sie spüren ihre Kraft.

INFO

Während der Wechseljahre kommt es zu einer Verlangsamung des Stoffwechsels.

Mit Eintritt in die Wechseljahre geschieht nun bei der Frau genau das Gegenteil. Die Geschlechtsreife wird wieder abgebaut, was ebenfalls mit hormonellen Veränderungen einhergeht – katabol nennt man diese abbauenden Prozesse. Dadurch findet eine Verlangsamung des gesamten Stoffwechsels statt, die oft als Nachlassen der Energie empfunden wird und zu körperlichen Veränderungen führt, die nach einer gewissen Zeit die Gesundheit beeinträchtigen können. Auch erfahren Frauen nun ein Reihe emotionaler Veränderungen, was in einer Partnerschaft zu vorübergehenden Spannungen führen kann.

Gut zu wissen

Mögliche Gesundheitsstörungen in den Wechseljahren

- Osteoporose
- Müdigkeit
- Antriebslosigkeit
- Hitzewallungen
- Herzrhythmusstörungen
- Cholesterinerhöhung
- Blutdruckerhöhung
- Hautalterung
- Schlafstörungen
- Depressive Verstimmungen
- Stimmungsschwankungen

Jetzt sind Entsäuerungsmaßnahmen besonders wichtig, damit Ihr Stoffwechsel wieder angekurbelt werden kann. Basenfasten und der Umstieg auf überwiegend basische Ernährung unterstützen Sie in dieser „Umbauphase“ so, dass Blutfettwerterhöhungen, Blutdruckerhöhungen und Spätfolgen wie Osteoporose erst gar nicht auftreten.

Aber die Wechseljahre sind nicht nur von Abbauprozessen geprägt, sie stellen auch einen Neubeginn dar: Viele Frauen, die in die Wechseljahre kommen, verspüren den Wunsch, ihr Leben umzukrempeln und nochmals ganz neu anzufangen – denn es beginnt eine neue Lebensphase!

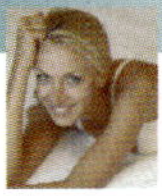

Älterwerden und die Angst vor Schönheitsverlust

Das natürliche Absinken des Östrogenspiegels geht auch mit einer Veränderung der Haut einher. Da Östrogene die Wasserspeicherung im Körper fördern, sieht die Haut der Frauen, die viel Östrogen im Körper haben, immer glatt aus. Mit Beginn der Wechseljahre verliert der Körper durch das Absinken der Östrogene Wasser, die Haut wird schlaffer und neigt allmählich zu Faltenbildung. Hier können Sie mit Schüßlersalzen den Stoffwechsel so ankurbeln, dass dieser Prozess deutlich verlangsamt wird (s. Seite 133 ff).

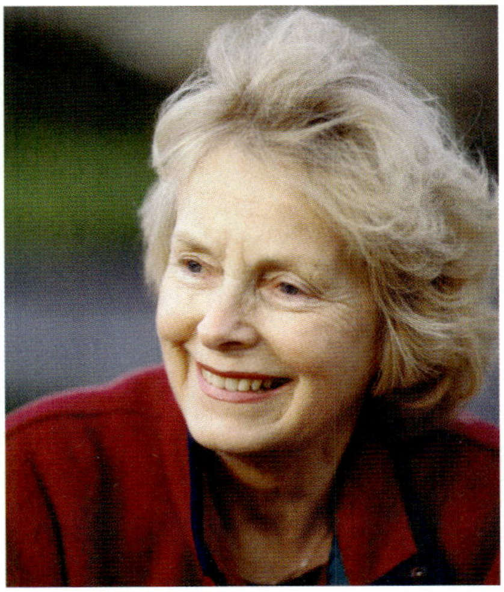

Älterwerden muss nicht gleichbedeutend sein mit einem Verlust an Lebensfreude.

Wenn Sie sich bereits in den Wechseljahren befinden, dann haben Sie sich vielleicht schon gewundert, warum es Ihnen plötzlich viel schwerer fällt, ein Kilo Körpergewicht loszuwerden. Oder Sie stellen fest, dass Sie bei genau gleicher Essmenge zunehmen. Das ist „ganz normal", denn wenn der Stoffwechsel langsamer geworden ist, dann kann er logischerweise die Nahrung nicht mehr so schnell verbrennen, wie er das vorher konnte. Ist nun also das Dickwerden ein biologisch unausweichliches Schicksal? Nein – keineswegs. Die Verlangsamung des Stoffwechsels ist kein Grund, jedes Jahr eine Kleidergröße größer einzukaufen. Sie sollten lediglich auf die Veränderungen Ihres Körpers in angemessener Weise reagieren, dann können Sie Ihr Gewicht halten.

Gut zu wissen

Das können Sie tun, um Übergewicht zu vermeiden

- Ernähren Sie sich überwiegend basisch.
- Essen Sie weniger.
- Bewegen Sie sich täglich – Walken, Joggen, Schwimmen.

Bevor Sie sich nun plagen und stressen, um sich die Wechseljahre nur ja nicht anmerken zu lassen, ist es sinnvoll, dass Sie sich einmal grundsätzlich Gedanken zu diesem Thema machen. Dürfen wir Frauen denn nicht älter werden? Forever young?

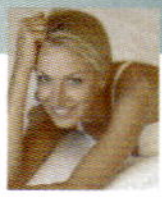

Das ist nicht nur Thema vieler Bücher und Berichte, es ist in den vergangenen Jahren zum Lebensstil und zum Mode- und Gesundheitsdiktat geworden. Anti-Aging ist auch in wirtschaftlich schlechten Zeiten immer ein Kaufanreiz. Zu Recht? Ja und nein. Wie ich gerade dargelegt habe, verlangsamt sich der Stoffwechsel mit dem Älterwerden – bei Männern und Frauen: Auch Männer kommen in die Wechseljahre (vgl. hierzu „Homöopathie für Männer" von Dr. A. Wacker und M. Socha). Älterwerden gehört zum Lebensprozess und Sie überstehen die Wechseljahre umso besser, je eher Sie sich in dieser Phase einfach annehmen.

INFO

Leben ist Veränderung – auch Älterwerden gehört dazu.

Älterwerden ist ein natürlicher Prozess, der mit einem seelischen Reifeprozess einhergeht, was einen zu einem erfahrenen Menschen mit entsprechender Lebensqualität machen kann – wenn man die Veränderungen annimmt.

Übrigens: Das Geheimnis fernöstlicher Gelassenheit – wie es auch im Ayurveda gelehrt wird – ist das Leben im Hier und Jetzt. Das heißt nichts anderes, als sich in allen Lebensphasen so anzunehmen, wie man eben ist. Als älter werdende Frau haben Sie viel erlebt und viel Erfahrung gesammelt – stehen Sie dazu! Und wenn Sie sich gesund ernähren und sich regelmäßig bewegen, dann liegen schöne Jahre des Älterwerdens vor Ihnen.

Osteoporose – ein Kalziumproblem?

Gut zu wissen

Was ist Osteoporose?

Osteoporose ist eine Knochenveränderung, die mit einem Verlust der Knochenstruktur und Knochenmasse einhergeht. Die Folge dieser Strukturveränderungen ist ein erhöhtes Risiko, einen Knochenbruch zu erleiden.

Die Angst, an Osteoporose zu erkranken, ist unter Frauen mittlerweile fast so groß wie die Angst vor Krebs. Tatsächlich ist es so, dass Frauen mit Beginn der Wechseljahre ein höheres Risiko haben, an Osteoporose zu erkranken. Doch auch Männer erkranken zunehmend an Osteoporose: Zur Zeit gehört Osteoporose laut Weltgesundheitsorganisation (WHO) zu den 10 Krankheiten in Deutschland mit den höchsten Therapiekosten. Man geht von 7 Millionen Bundesbürgern aus, die daran leiden: Jede 3. Frau und jeder 5. Mann – eine Volkskrankheit also.

Knochen unterliegen im Laufe des Lebens einem ständigen Auf- und Abbauprozess, genauso wie die Haut, die Darmschleimhaut, die Nägel, die Haare und das Blut. Dadurch werden verbrauchte Knochenzellen entsorgt und neue nachgeliefert, damit die Knochenfunktion erhalten bleibt. So gibt es Knochen aufbauende Zellen – so genannte Osteoblasten und Knochen abbauende Zellen – die Osteoklasten. Wenn die Tätigkeit dieser gegensätzlich arbeitenden Zellen im Gleichgewicht ist, dann ist der Knochen richtig zusammengesetzt. Mit dem Älterwerden geht ein verstärkter Knochenabbau einher, das heißt, es handelt sich um einen natürlichen Alterungsprozess. Problematisch wird die Situation dann, wenn die Tätigkeit der Knochen abbauenden Zellen beschleunigt wird. Ist das längere Zeit der Fall, dann entsteht Osteoporose.

Bewegung, Sonnenlicht und Vitamin D_3 verlangsamen den altersbedingten Abbau der Knochendichte.

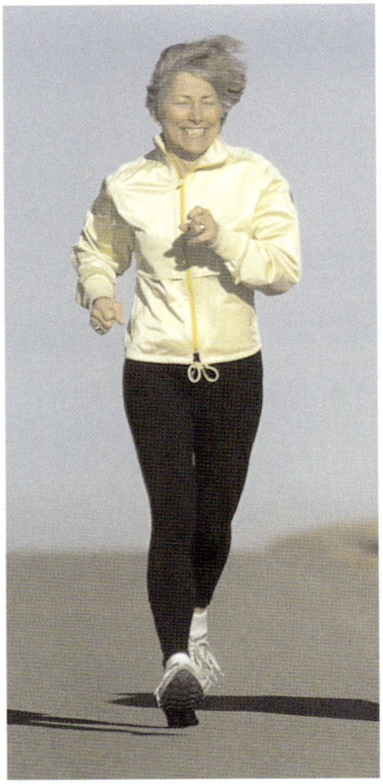

Warum es zu diesem beschleunigten Abbau kommt, ist noch nicht ganz geklärt, aber man kennt einige Zusammenhänge. Lange Zeit hat man geglaubt, der Abbau der Knochenmasse und Knochenstruktur hinge mit Kalziummangel zusammen und hat auf eine Therapie mit Kalziumtabletten und Milchprodukten gesetzt. Seit einigen Jahren weiß man, dass die Zusammenhänge komplexer sind und dass vor allem dem Phosphat eine entscheidende Rolle beim verstärkten Knochenabbau zukommt. Auch der sinkende Östrogenspiegel in den Wechseljahren fördert den Knochenabbau.

Nach wie vor stehen Milchprodukte in den Empfehlungen ganz vorn. Besonders in den USA wird die Milch zur Osteoporoseprophylaxe mit drastischen Methoden beworben. Dass der Verzehr von Milch- und Milchprodukten die Übersäuerung des Körpers vorantreibt und zudem für Menschen mit Allergien meist nicht gut verträglich ist, haben wir in unseren ersten Büchern ausführlich beschrieben. Hartnäckig halten aber immer noch viele Menschen am Glauben fest, dass das in der Milch enthaltene Kalzium unentbehr-

INFO

Auch Rauchen scheint die Knochendichte zu beeinflussen: So wurde festgestellt, dass Kinder rauchender Mütter etwa 10 % weniger Knochenmasse ausbilden.

lich sei. Es gibt jedoch einen interessanten Versuch, der deutlich macht, wie wenig Kalzium mit der Brüchigkeit der Knochen zu tun hat: Wenn man einen Knochen in Essig legt, dann wird dem Knochen dadurch Kalzium entzogen. Der kalziumlose Knochen ist jedoch nicht brüchig – nein, er ist weich und biegsam.

Osteoporose ist mehr als nur ein Kalziumproblem. So weiß man schon lange, dass unter dem Einfluss des Vitamin D_3 Kalzium überhaupt erst in die Knochen eingebaut werden kann. Vitamin D wird teilweise unter Einfluss von UV-Strahlen unter der Haut gebildet. Aber nicht nur Kalzium ist am Aufbau der Knochenstruktur beteiligt, auch andere Mineralien wie Fluor, Kupfer und Magnesium sind für den Aufbau und die Elastizität des Knochens wichtig.

Osteoporose und Ernährung

Dass Osteoporose mit chronischer Übersäuerung des Organismus zusammenhängt, habe ich schon immer betont. Interessant ist, dass sich in Fachzeitschriften Meldungen häufen, die auf die Bedeutung basenüberschüssiger Kost hinweisen. So berichtet „Journal Med“ im März dieses Jahres, dass ein höherer Basengehalt in der Nahrung mit einer höheren Knochendichte einhergeht.

Einer Untersuchung der University of California zufolge beugen pflanzliche Lebensmittel dem Knochenschwund besser vor als tierische. Und pflanzliche Lebensmittel sind meist Basenbildner und wirken der Übersäuerung entgegen.

Was passiert bei der chronischen Übersäuerung? Wenn ein Mensch zu viele Säurebildner zu sich nimmt oder durch Stress zu viele Säuren bildet, dann werden die Säureüberschüsse vom Stoffwechsel abgefangen – man nennt das abpuffern – damit die Säuren keine Schäden anrichten können. Der Körper greift dabei auf seine Basendepots zurück – die größten Basendepots des Körpers befinden sich in der Bauchspeicheldrüse und in den Knochen: Das Kalziumphosphat ist die basische Substanz, die den Knochen zur Abpufferung der Säureüberschüsse entzogen wird. Kalziumphosphat ist aber auch genau die Substanz, die der Knochen für seine Härtung und Struktur braucht!

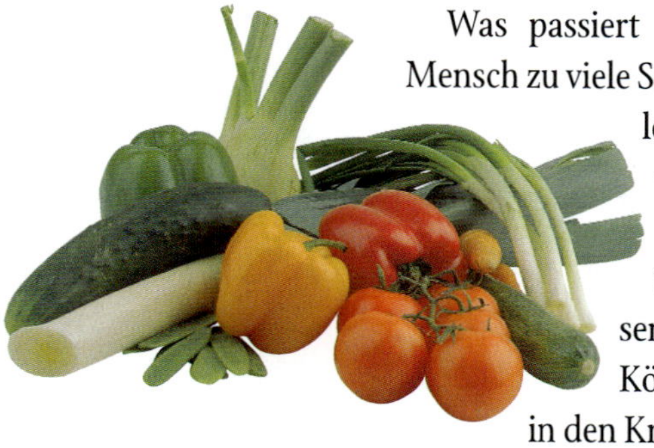

Pflanzliche Nahrungsmittel beugen Osteoporose besser vor als tierische.

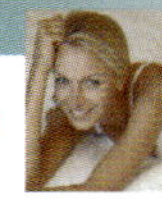

Das Kalziumphosphat ist im Knochen in Form von größeren Apatitkristallen eingelagert, die bei chronischer Übersäuerung aufgelöst werden und sowohl die Phosphate als auch das Kalzium freisetzen. Die Phosphate puffern die Säuren ab und fehlen so dem Knochen, um Kalzium einzubauen. Das frei gewordene Kalzium wird dann über die Nieren ausgeschieden, was erklärt, warum bei Osteoporose *auch* ein Kalziummangel vorliegt. Der entkalkte Knochen ist weich: Übersäuerung macht also die Knochen weich.

Kürzlich fand ich in einer medizinischen Zeitschrift einen Artikel mit dem Titel: „Wir essen uns die Knochen weich." Hier fordert der Bonner Frauenarzt Professor Dr. Bung zur Osteoporoseprävention dringend eine kalziumreiche, überwiegend vegetarische Kost, da hoher Fleischkonsum für die Knochengesundheit von Nachteil sei. Auch die Milch ist nicht sein Favorit. Er weist darauf hin, dass der Körper aus der Milch nur 30% des Kalziums aufnehmen kann. Also rät er zu Brokkoli, Rüben und Blattgemüse, um den Kalziumbedarf zu decken. Wie schön, so etwas aus dem Munde eines Frauenarztes zu hören.

INFO

Hoher Basenanteil in der Nahrung führt zu höherer Knochendichte!

Hormonersatztherapie – die Lösung aus dem Osteoporosedilemma?

Über Jahrzehnte hat sich die Hoffnung der Schulmedizin auf die so genannte Hormonersatztherapie konzentriert. Darunter versteht man die Behandlung mit Hormonpräparaten, um die in den Wechseljahren nicht mehr genügend vorhandenen weiblichen Hormone zu ersetzen.

Gut zu wissen

Wie wirken Östrogene?

Durch Östrogene werden die Knochen bis zu einem gewissen Grad vor Osteoporose, das Herz vor Infarkt und die Gefäße vor Verkalkung geschützt. Diese Wirkung der Östrogene ist natürlich erwünscht. Ihre Hauptwirkung entfalten Östrogene aber auf Gebärmutter und Brust – und sind dort offensichtlich an der Entstehung von Krebs beteiligt. Aus diesem Grund haben Frauen, deren Regelblutung früh eingesetzt hat und die erst spät in die Wechseljahre kommen, durch die langjährige Östrogenwirkung ein erhöhtes Risiko, an Brustkrebs zu erkranken.

INFO

„Keine Krankheitsvorbeugung durch Hormone" so lautet die internationale Bewertung der Hormonersatztherapien.

Doch spätestens seit der „Women's health initiative study" (WHI-Studie) mit mehr als 27 000 Frauen ist man vorsichtig geworden mit vorschnellen Therapieempfehlungen. Diese Studie sollte ermitteln, welche Wirkungen und Nebenwirkungen mit einer langfristigen Hormonersatztherapie verbunden sind. Sie wurde aus ethischen Gründen vorzeitig abgebrochen, da sich herausstellte, dass die Risiken der Hormonersatztherapie höher sind als ihr Nutzen. Zwar scheint diese Therapie die Knochenentkalkung einzudämmen, also vor Osteoporose zu schützen, dafür steigt das Herzinfarkt-, Schlaganfall- und Brustkrebsrisiko. Auch die im August 2003 veröffentlichte britische „One million women study" zeigte deutlich ein erhöhtes Brustkrebsrisiko bei Einnahme so genannter Sexualhormone (hier: Östrogen- und Östrogen-Gestagen-Präparate) über mehr als ein Jahr.

Das Bundesamt für Arzneimittel und Medizinproduktion (BfArM) empfiehlt die Hormonersatztherapie inzwischen nur noch als kurzfristige Therapie bei sehr starken Wechseljahresbeschwerden.

Wie kann man Osteoporose feststellen?

Heute weit verbreitet sind Knochendichtemessungen, besser sind aber die von vielen Labors angebotenen Messungen des Verhältnisses von Knochen aufbauenden zu Knochen abbauenden Zellen: Dieses Verhältnis zeigt genau, ob ein beschleunigter oder ein dem Alter entsprechender Abbauprozess vorliegt.

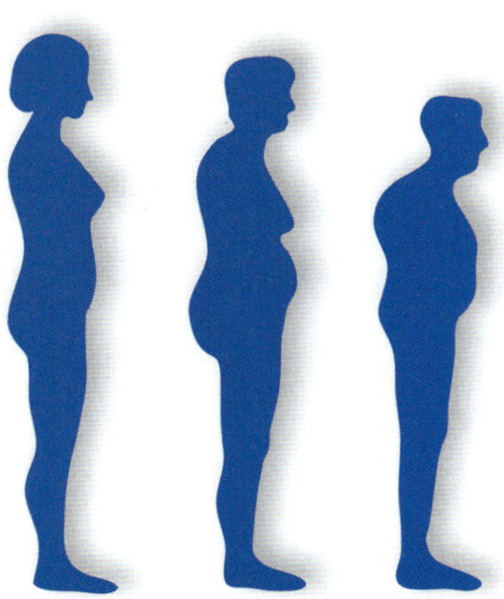

40 Jahre 60 Jahre 70 Jahre

Wie zeigt sich Osteoporose?

Osteoporose beginnt schleichend und zeigt sich meist erst, wenn es zu Knochenbrüchen kommt; meist sind Oberschenkelhals und Wirbel betroffen. Bei ausgeprägter Osteoporose kommt es zur Ausbildung eines Rundrückens, dem so genannten Witwenbuckel, mit Atmungseinschränkungen und Schmerzen.

Wie kann man Osteoporose behandeln?

Ernährungsumstellung

Auch wenn Kalzium nicht *der* entscheidende Faktor zur Verhütung der Osteoporose ist, beruhigt es, genügend Kalzium in der täglichen Nahrung zu haben. Wie gesagt ist die Milch nicht der beste Kalziumlieferant, denn nicht die Menge macht's, sondern die Verwertbarkeit. Und das in der Milch enthaltene tierische Eiweiß verschlechtert sogar noch die Kalziumaufnahme.

In vielen Basenbildnern wie Kräuter, Samen und vielen Gemüsesorten ist dagegen sehr viel gut verwertbares Kalzium enthalten. Beispielsweise enthält Sesam mehr als doppelt so viel Kalzium wie die vergleichbare Menge Kuhmilch!

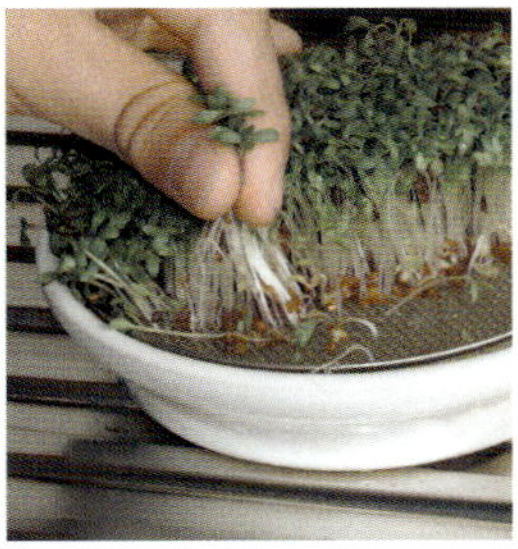

Frische Sprossen enthalten viel Kalzium!

Gut zu wissen

Kalziumhaltige basische Lebensmittel

Sesam
Rukola
Brennnessel
Löwenzahn
Alle Kressearten
Mandeln
Frische Sprossen von Rukola, Kresse und Sonnenblumenkernen

Bewegung

Bewegung ist – wie man nicht oft genug betonen kann – ein ganz entscheidender Knochen aufbauender Faktor, der leider immer noch zu wenig Beachtung findet. Auch dann, wenn Osteoporose bereits vorliegt, schafft Bewegung Besserung. Mit Beginn der Wechseljahre wird Bewegung zunehmend wichtiger: Sport aktiviert den mit zunehmendem Alter langsamer werdenden Stoffwechsel und hält die Knochen fit. Zahlreiche Beobachtungen zeigen, dass Bewegung das Heilmittel für die Knochen überhaupt ist.

Was Sie tun, ist egal – Hauptsache Sie tun es regelmäßig. Schwimmen, Fitnesstraining, Joggen, Walken, Nordic-Walking, Laufen, Gehen, Gymnastik – am besten täglich. Und Bewegung macht gute Laune und hilft, die depressive Stimmung zu vertreiben.

INFO

Bewegung aktiviert den Knochenaufbau! Dabei ist es egal, was Sie tun.

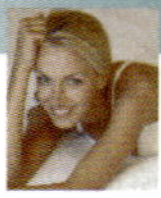

Vitamine und Biophosphonate

Neben einer Ernährungsumstellung auf basenreiche Kost und viel Bewegung haben sich bei der Osteoporosetherapie Biophosphonate, die den Knochenabbau hemmen, und die Gabe von Kalzium in Kombination mit Vitamin D bewährt. Auch Vitamin C scheint sich günstig auf die Knochenstruktur auszuwirken.

Gut zu wissen

So schützen Sie sich vor Osteoporose

- 1–2 Wochen Basenfasten im Jahr
- Umstellung der Ernährung nach der 80:20-Regel (s. Seite 145)
- Täglich oder wenigstens 5 × wöchentlich 45 Minuten körperliche Bewegung
- Stress abbauen

Erhöhung des Cholesterinspiegels

Häufig kommt es während der Wechseljahre im weiblichen Organismus zu einer Erhöhung des Cholesterinspiegels. Das hängt offensichtlich mit den Umbauprozessen im Stoffwechsel zusammen, die durch das Absinken von Östrogen bewirkt werden. Ernährungssünden können nun vom Körper nicht mehr so leicht ausgebügelt werden, sodass es bei gleicher Ernährung plötzlich zu einer Erhöhung des Gesamtcholesterins im Blut kommen kann. Grundsätzlich hat die Erhöhung des Cholesterinspiegels drei mögliche Ursachen:

- Fehlernährung,
- Stoffwechselveränderungen während der Wechseljahre,
- Stoffwechselveränderungen, die durch Fehlernährung und Wechseljahre bedingt sind – diese Ursache dürfte die häufigste sein.

INFO

Mit Basenfasten regen Sie Ihren Stoffwechsel an und erhalten Ihre Blut- und Lymphgefäße fit.

Basenfasten hat auch hier positive Effekte: Eine Patientin (55) hatte bei einer Blutuntersuchung im Januar 2003 einen Gesamtcholesterin von 268. Sie wollte einige Kilo los werden und fastete 10 Tage. Bei der nächsten Blutuntersuchung eine Woche nach dem Basenfasten betrug das Gesamtcholesterin nur noch 158, nach einigen Wochen „basenreicher Normalkost" jedoch bereits wieder 204. Cholesterinsenkende Medikamente nahm sie während der ganzen Zeit keine.

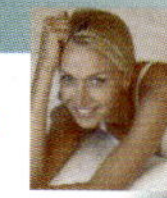

Bluthochdruck

Die hormonell bedingten Stoffwechselveränderungen während der Wechseljahre führen bei vielen Frauen zur Blutdruckerhöhung, die sich meist durch starke Schwankungen auszeichnet und schwer einstellbar ist. Diese Art der Blutdruckerhöhung habe ich vielfach bei Basenfastenkursen erlebt. Die meisten Teilnehmerinnen haben ihren Blutdruck durch Basenfasten und anschließender basenüberschüssiger Kost wieder in den Griff bekommen.

Herzinfarktrisiko

Das Risiko, einen Herzinfarkt zu erleiden, ist bei Frauen mit Beginn der Wechseljahre um ein Vielfaches erhöht. Offensichtlich ist die Abnahme des körpereigenen Östrogens – wie gesagt ein natürlicher Vorgang bei Frauen ab Mitte 40 – dafür verantwortlich. Tragischerweise äußert sich ein Infarktgeschehen bei Frauen viel unscheinbarer, als es dies bei Männern tut. Daher werden Herzinfarkte bei Frauen häufig nicht sofort erkannt. Dies ist aber kein Grund zur Panik, denn es gibt eine Menge Möglichkeiten für Frauen, ihr Herz zu schützen.

Auch hier gilt, was für die Osteoporoseprophylaxe gilt: Basenüberschüssige Ernährung und viel körperliche Bewegung sind das A & O des gesunden Älterwerdens. Pflanzliche Lebensmittel enthalten zudem, wie seit einigen Jahren zunehmend bekannt wird, eine Reihe an Stoffen, die für eine gesunde Herzfunktion sorgen: Bioaktive Substanzen oder sekundäre Pflanzenstoffe nennt man diese Inhaltsstoffe, die den Körper und das Herz vor dem so genannten oxidativen Stress schützen. In frischen Kräutern, in Keimlingen und in Gemüse sind eine Menge solcher Stoffe enthalten. Vor allem Brokkoli- und Senfsprossen sind reich an Antioxidanzien (Radikalenfänger). Auch die Vitamine A, C und E sind Radikalenfänger – inzwischen hinreichend durch die Medien bekannt.

Weniger bekannt ist, dass auch Ballaststoffe – bekannt als Verdauungshilfe – das Herz schützen.

Gut zu wissen

Ballaststoffe senken das Infarktrisiko

Ballaststoffe sind Pflanzenfasern, deren Kohlenhydratanteil nicht verdaut werden kann. Dazu gehören Zellulose, Pektin und Lignin. Durch ihre Fähigkeit, sehr viel Wasser an sich zu binden, vermehren sie das Stuhlvolumen, machen den Darminhalt weicher und verbessern so die Darmleistung. Bei ihrer Passage durch den Darm nehmen sie schädigende Substanzen, teilweise auch Cholesterin, huckepack und befördern sie nach draußen, was z. B. den Cholesterinspiegel senkt.

Die übliche Zivilisationskost ist jedoch extrem ballaststoffarm: Weißmehl, Weißmehlprodukte und weißer Reis sind geschält und enthalten nur sehr wenig Ballaststoffe, da diese sich meist in der Schale der Samen und Getreidekörner befinden. Vollkorngetreide, aber auch pflanzliche Kost ist sehr ballaststoffreich.

Gut zu wissen

Besonders ballaststoffreiche basische Lebensmittel

Mandeln, Erdmandeln (Chufas Nüssli), Sesamsamen, Sonnenblumenkerne, Kürbiskerne, Leinsamen, Flohsamen, Äpfel, Bananen, Birnen, getrocknete Aprikosen, Sultaninen, Blumenkohl, frische Erbsen, Kartoffeln, frische Keimlinge.

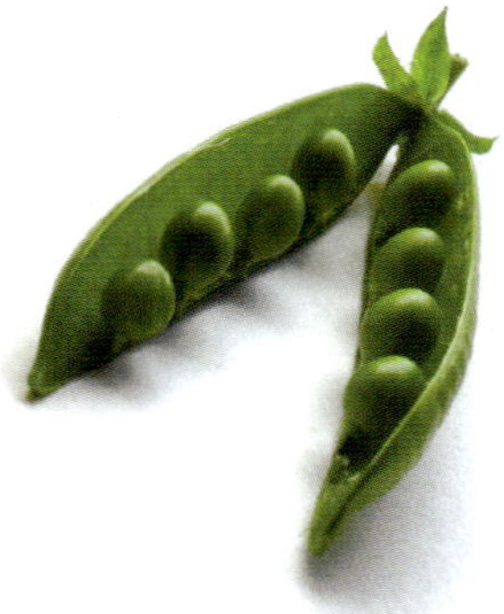

Ballaststoffreich: frische Erbsen.

Aber nicht nur Cholesterinspiegel und Infarktrisiko werden durch Ballaststoffe gesenkt – sie schützen auch vor Krebs, vor allem vor Dickdarmkrebs, und senken das Risiko, an Diabetes Typ 2 zu erkranken.

Ernährung ist aber nicht alles. Stress ist ein ganz entscheidender Risikofaktor für Herzinfarkt. Und wer hat den nicht? Um unter Stress zu geraten, bedarf es keines objektiven Grundes. Das heißt, Stress ist eine individuelle Angelegenheit und meist typenbedingt. Manche Frauen geraten in Stress, wenn das Telefon einmal am Tag klingelt, andere erst, wenn es hundertmal klingelt. Wenn Sie ein stressanfälliger Mensch sind, dann sollten Sie weitere Infarktrisiken vermeiden: Übergewicht, Bluthochdruck, erhöhter Cholesterinspiegel, Bewegungsmangel.

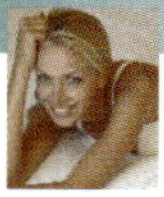

Neben den bekannten Risikofaktoren für Herzinfarkt, liefert die Überwachung des Homocysteinspiegels einen Anhaltspunkt für das Infarktrisiko. Ist er zu hoch, dann kann die Einnahme von Folsäuretabletten helfen.

Ist Brustkrebs vermeidbar?

Alleine durch regelmäßige körperliche Bewegung und durch gemüsereiche Kost wären jährlich 100 000 Krebsfälle vermeidbar. Zu dieser Aussage kamen Referenten am Deutschen Krebsforschungszentrum in Heidelberg bei einem Seminar über Brustkrebs im Jahr 2001.

Die offizielle Empfehlung lautet deshalb: Täglich 5–9 Portionen Obst, Salat und Gemüse und 4- bis 5-mal wöchentlich mittlere körperliche Belastung – ein Leben lang, versteht sich.

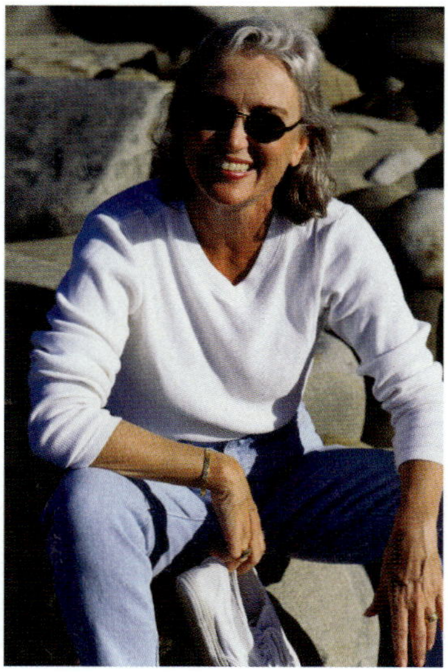

Hören Sie auf Ihr Inneres – und lassen Sie es sich gutgehen!

Ernährung und Bewegung sind offensichtlich zwei Grundpfeiler zur Verhütung von Krankheiten – nicht nur zur Verhütung von Brustkrebs. Es gibt aber noch einen dritten Grundpfeiler und den sollte man nicht unterbewerten: die Seele. Sie ist der Motor des Menschen und ohne sie läuft gar nichts und spricht keine Therapie an. Ich bin fest davon überzeugt, dass der ausschlaggebende Impuls für eine Erkrankung wie Krebs immer aus dem Seelischen kommt. Die genauen Gründe, warum nun ein Mensch Krebs bekommt und der andere nicht, sind jedoch viel zu komplex, als dass man sie mit 1+1=2-Formeln erklären könnte.

Halten Sie Ihre Seele gesund

Gut zu wissen

Lernen Sie (wieder), auf die leisen Stimmen in Ihrem Inneren zu hören. Wenn Sie sich mit Fastfood und Säurebildnern zukleistern, dann hören Sie Ihre inneren Stimmen nicht mehr. Wenn Sie dagegen entsäuern und sich mit gesunder, pflanzlicher Kost ernähren, dann ist es für Sie leichter, mit sich selbst in Kontakt zu sein. Und das hilft Ihrem Seelenleben am besten – auch dann, wenn Sie bereits an Krebs erkrankt sind.

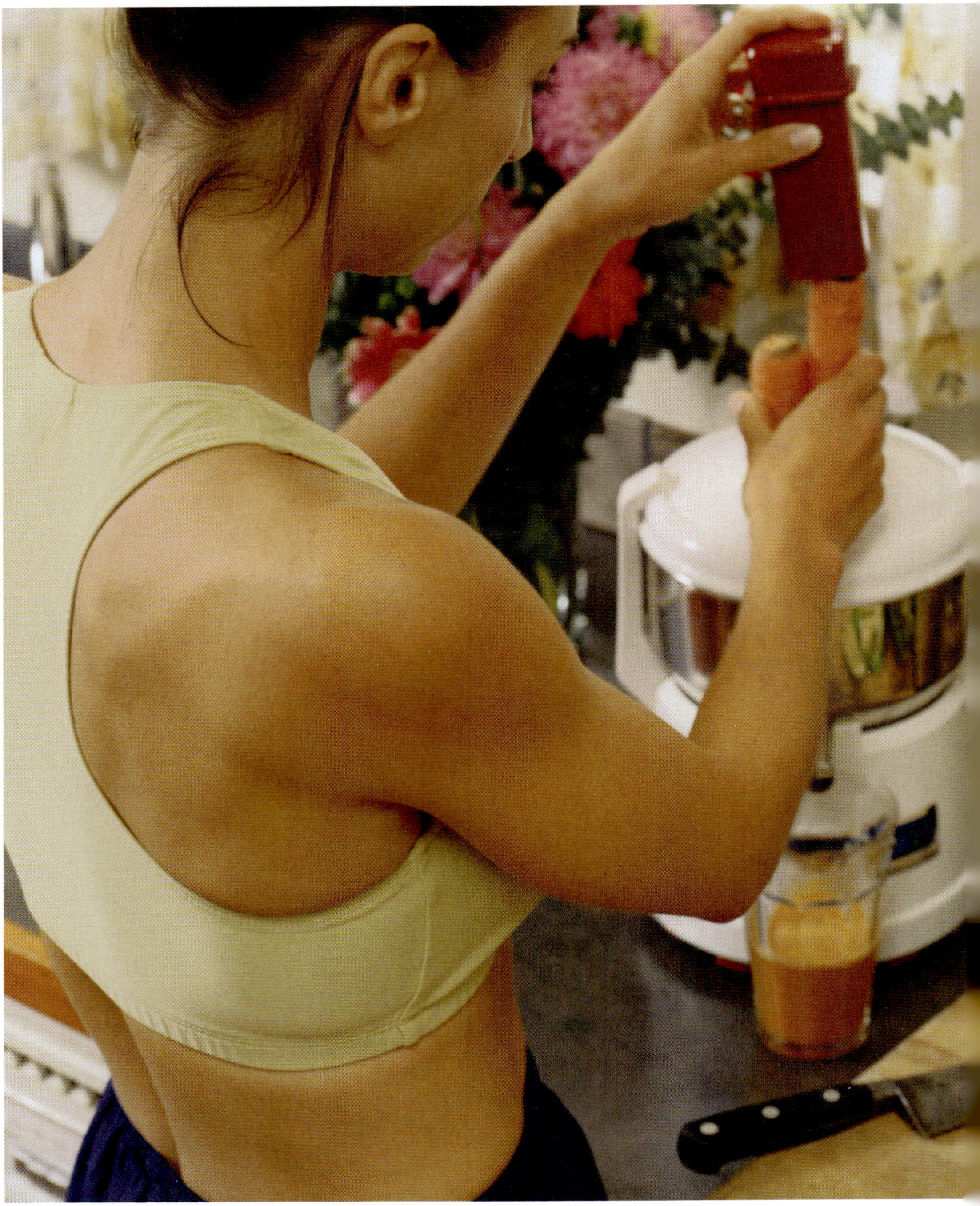

Basenfasten für Sie – so funktioniert's

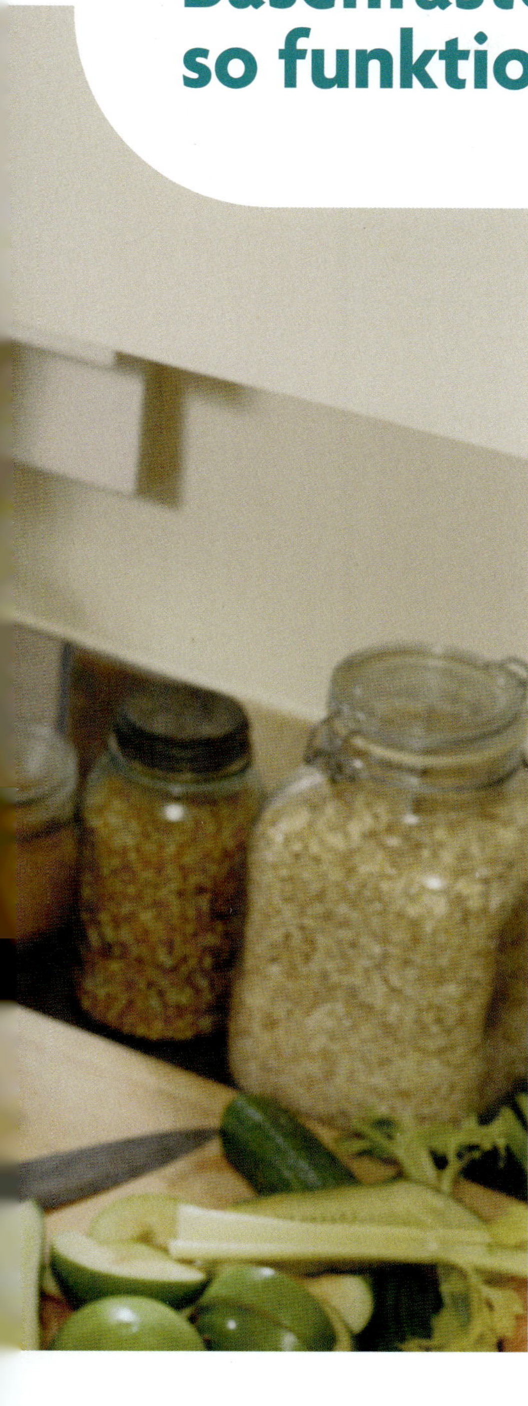

Basenfasten ist ganz einfach: Man nehme Obst und Gemüse und trinke 2,5 bis 3 Liter Wasser oder verdünnten Kräutertee – und schon macht man Basenfasten. Im Prinzip ist das richtig. Damit Basenfasten von Anfang an ein Erfolgserlebnis für Sie wird, ist es dennoch sinnvoll, die Basics und die 10 Wacker-Regeln zu beachten. So vermeiden Sie die typischen „Anfängerfehler" und können gleich richtig durchstarten.

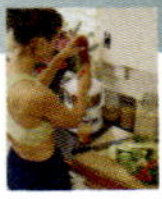

Die Basenfasten-Basics

Die Basenfasten-Basics sind die Grundlage jeder Basenfastenkur. Sie finden sie deshalb in all unseren Büchern.

Wenn Sie die Basenfasten-Basics schon aus unseren anderen Büchern kennen, lesen Sie einfach weiter ab Seite 56.

Für alle Basenfasten-Einsteiger gilt: Erschrecken Sie bitte nicht, wenn Sie beim Durcharbeiten der Basics merken, dass Sie das ein oder andere Basic während der Basenfasten-plus-Woche nicht in die Tat umsetzen können. Diese Basics zeigen Ihnen das Basenfasten-Ideal, dass Sie anstreben sollten. Aber: Nobody's perfect und auch Sie müssen es nicht sein. Das würde nur Stress erzeugen und der macht bekanntlich auch sauer. Am besten betrachten Sie die Basics als Orientierung.

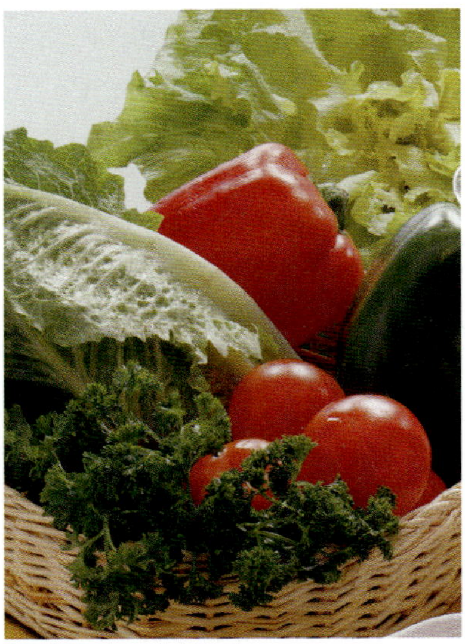

Das wichtigste Basic während des Basenfastens: 100% basische Ernährung.

Die wichtigsten Basics sind 100% basische Ernährung und die Darmreinigung. Wenn Sie die Darmreinigung unter den Tisch fallen lassen, dann kommt es in den ersten Tagen gerne zu Blähungen und Verdauungsstörungen – auch Kopfschmerzen sind möglich. Vermeiden Sie diese Begleiterscheinungen lieber – Sie fühlen sich letztendlich wohler. Die Basics sind so zusammengestellt, dass Sie sich in der Basenfastenwoche wirklich wohlfühlen und optimal entsäuern können – vorausgesetzt Sie beachten sie.

Gut zu wissen

Die Basenfasten-Basics

- Motivation
- Ernährung: 100% basisch
- Genuss
- Trinken
- Darmreinigung
- Bewegung
- Erholung

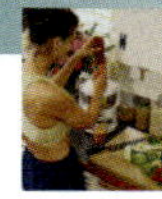

Motivation

Die Motivation ist der Motor, damit Sie mit Erfolg Basenfasten können. Motivation basiert auf Freiwilligkeit. Und wenn Sie sich freiwillig zu einer Woche Basenfasten entschließen, dann sind Sie schon motiviert. Manchmal reicht die Motivation nicht für eine ganze Woche und Sie müssen sich an manchen Tagen etwas motivierendes einfallen lassen. Vielleicht eine Belohnung? Eine neue gut sitzende Hose, wenn die Pfunde gepurzelt sind? Oder ein Wellnesstag? Denken Sie einfach daran, wie gut diese Woche Ihrem Körper und Ihrer Seele tut. Das reicht oft schon aus. Besinnen Sie sich wieder auf Ihre ursprüngliche Motivation – warum wollten Sie noch mal Basenfasten? Ah ja, genau – weil … Auch das hilft. Es gibt aber auch viele Menschen, denen Basenfasten so gut tut, dass sie automatisch motiviert sind, noch ein oder zwei Wochen zu verlängern.

INFO

Wenn Sie gut motiviert sind, ist Basenfasten kinderleicht!

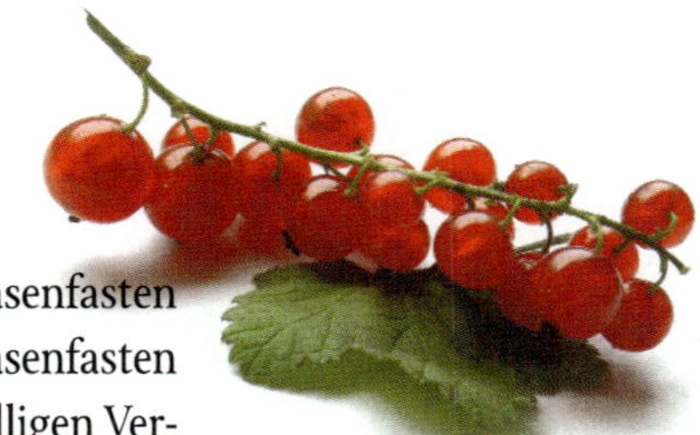

Ernährung: 100% basisch

Dieses Basic ist ein Muss. Denn darin unterscheidet sich Basenfasten von all den Säure-Basen-Diäten, die auf dem Markt sind. Basenfasten ist 100% basenbildend – ohne Kompromisse. Durch den völligen Verzicht auf Säurebildner können die abgelagerten Säuren endlich mobilisiert und ausgeschieden werden – vorausgesetzt, Sie trinken genügend. Im Basometer auf Seite 56 finden Sie alle Lebensmittel, die Sie während des Basenfastens zu sich nehmen dürfen. Im Rezeptteil ab Seite 77 finden Sie eine bunte Auswahl an rein basischen Rezepten. Je genauer Sie sich an diese Empfehlungen halten, um so leichter werden Sie die Säuren los.

Genuss

Genuss ist untrennbar mit gutem Essen verbunden. Und warum sollte gesundes Essen nicht genießbar sein? Es ist die mangelnde Phantasie, die in den Küchen der Menschen ewig die selben Gerichte entstehen lässt: viel Fleisch, Nudeln, Käse, Sahne und ein wenig Salat gegen das schlechte Gewissen. Und wer isst schon Gemüse *und* Salat –

Gemüse *oder* Salat ist in Deutschland Trumpf. Schwer vorzustellen, dass das auch noch schmecken soll. Aber: Es kommt auf die Zubereitung und auf das Anrichten an. Liebevoll angerichtet am gemütlich gedeckten Tisch macht auch gesundes Essen Spaß.

Und noch eins: Kauen Sie gründlich! Wenn Sie wirklich gut und langsam kauen, dann steigert sich der Genuss des Essens. Wenn Sie Ihr Essen schnell herunterwürgen, bekommen Sie den Geschmack doch kaum mit und können es nicht genießen.

Trinken

Das Einhalten der empfohlenen Trinkmengen von 2–3 Litern beim Basenfasten fällt vielen Menschen nicht leicht. Wie wäre es deshalb mit diesem Argument? „Wasser kurbelt den Energieverbrauch an." Dieses erfreuliche Ergebnis einer Berliner Studie ging Anfang Mai dieses Jahres durch die Tagespresse. Trinken trägt somit zur schnelleren Gewichtsabnahme bei. Na, wenn das Sie nicht überzeugt! Aber was genauso wichtig ist: Trinken durchspült die Lymphe und die Nieren und nur so können unerwünschte Stoffe den Körper auch verlassen.

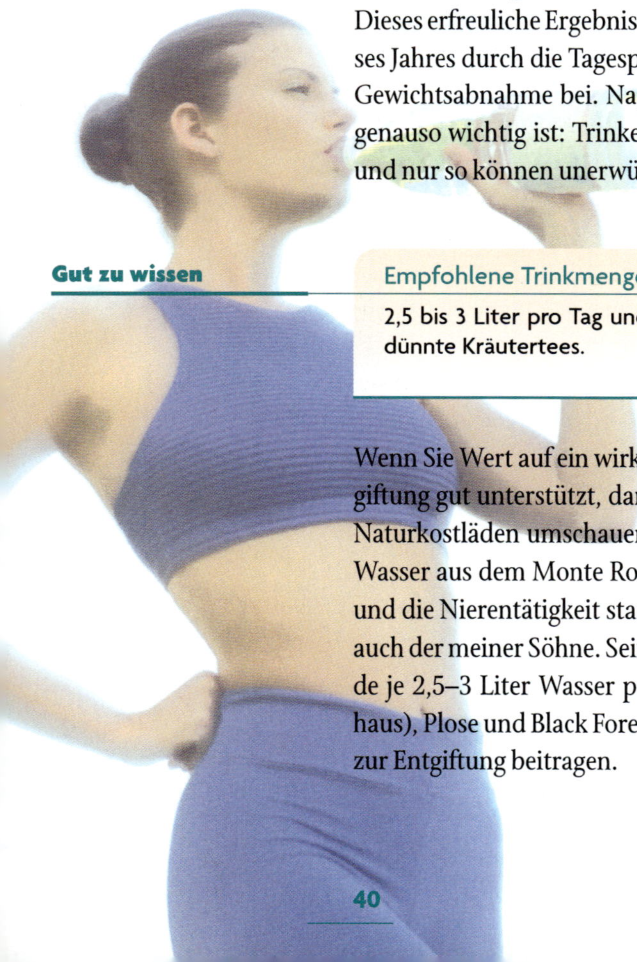

Gut zu wissen

Empfohlene Trinkmenge während des Basenfastens

2,5 bis 3 Liter pro Tag und zwar reines Quellwasser und stark verdünnte Kräutertees.

Wenn Sie Wert auf ein wirklich gutes Wasser legen, was auch die Entgiftung gut unterstützt, dann sollten Sie sich im Reformhaus oder in Naturkostläden umschauen. Dort gibt es Lauretana, ein besonderes Wasser aus dem Monte Rosa Massiv, das ohne Druck abgefüllt wird und die Nierentätigkeit stark anregt – mein persönlicher Favorit und auch der meiner Söhne. Seit es dieses Wasser bei uns gibt, trinken beide je 2,5–3 Liter Wasser pur. Auch Volvic, Mont Roucous (Reformhaus), Plose und Black Forest Pearl sind hochwertige Quellwasser, die zur Entgiftung beitragen.

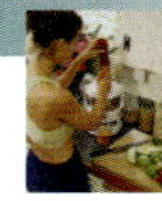

Machen Sie den Geschmackstest. Sie werden spüren, nach einigen Tagen Basenfasten werden Sie zum Wasserprofi. Wasser schmeckt so unterschiedlich wie Wein. Und auch das durstmindernde Geprickel der säurebildenden Kohlensäure wird Sie bald nicht mehr reizen. Reines Quellwasser können Sie übrigens auch warm oder heiß trinken. Wenn Ihnen das Wasser allein zu langweilig schmeckt, Sie aber keinen Kräutertee mögen, dann ist Ingwertee eine Alternative.

Ingwertee

Gut zu wissen

Schneiden Sie ein paar Zentimeter einer frischen Ingwerwurzel ab, schälen Sie das Wurzelstück und brühen Sie es mit siedendem Wasser auf. Besonders am Morgen belebt Ingwertee, regt den Kreislauf, die Verdauung und das Immunsystem an.

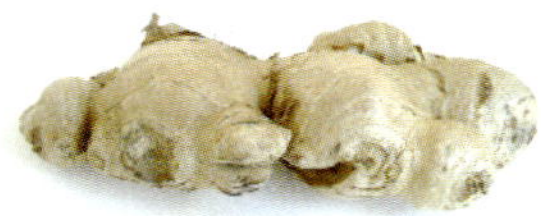

Sie können Ihre erforderlichen 2,5–3 Liter Trinkmenge aber auch mit Kräutertee abdecken – allerdings mit stark verdünntem, d. h. ein Beutel Tee auf ein Liter Wasser. Als Teesorten kommen alle Kräutermischungen in Frage, die wirklich nur aus einheimischen Kräutern ohne Zusätze bestehen. Bitte bedenken Sie: Auch eine Kräuterteemischung hat eine Heilwirkung, denn alle Kräuter, auch Pfefferminz und Zitronenmelisse haben eine gesundheitsfördernde Wirkung. Verwenden Sie deshalb möglichst keine Einzelteesorten wie Pfefferminztee oder Kamillentee in größeren Mengen.

Wenn Sie während der Basenfastenwoche einen speziellen Heiltee trinken möchten, wie beispielsweise Brennnesseltee, dann trinken Sie bitte pro Tag immer nur eine oder zwei Tassen davon.

Beispiele für empfehlenswerte Fertigtees

Gut zu wissen

- Morgengruß, Kräutertraum und Abendtraum der Firma Lebensbaum
- Everstaler 24 Kräutertee
- Basen-Balance-Tee von Salus

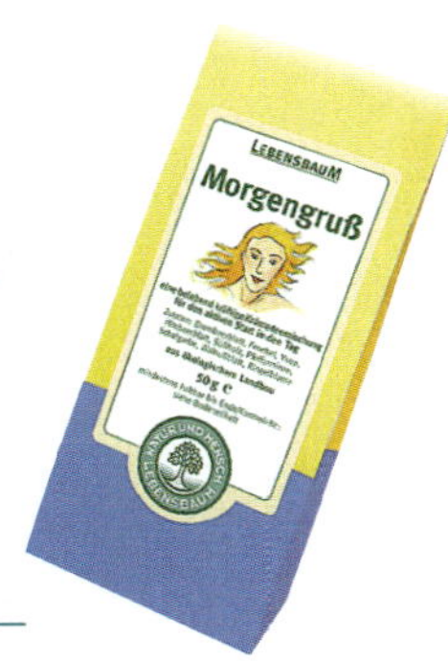

INFO

Früchtetees machen sauer und sind auch außerhalb des Basenfastens keine gesunde Sache.

Achten Sie bei der Auswahl der Tees darauf, dass Sie wirklich einen Kräutertee erstehen und nicht eine wilde Mischung aus Früchten, Roiboos, Aromastoffen und dergleichen. Früchtezusätze reagieren im Organismus sauer, Aromastoffe irritieren die Geschmacksnerven und Roiboos kann, in großen Mengen genossen, den Kreislauf schwächen. Nach der Basenfastenwoche können Sie Ihre Lieblingstees ja wieder trinken.

Wenn Sie Ihre Trinkmenge in drei Rationen einteilen, schaffen Sie die erforderliche Trinkmenge ohne Probleme:

- Der erste Liter für den Vormittag bis zur Mittagspause
- Der zweite Liter für den Nachmittag bis zum Feierabend
- Der dritte Liter für den Feierabend.

Stellen Sie sich für jede der drei Zeitabschnitte eine 1-Liter-Flasche Wasser oder eine 1-Liter-Thermoskanne Wasser oder Kräutertee zurecht und nehmen Sie sich vor, bis zum Ende des jeweiligen Zeitabschnitts alles getrunken zu haben.

Sie werden sehen: Anfangs stehen Sie zu Beginn der Mittagspause da und müssen noch „nachtrinken", aber nach einigen Tagen – zähe Naturen brauchen Wochen dazu – ist Ihnen das Trinken in Fleisch und Blut übergegangen und Sie denken automatisch daran. Und dieses Ritual dürfen Sie auch nach dem Basenfasten beibehalten.

Darmreinigung

Dieses Basic ist neben der 100% basischen Kost das wichtigste. Für viele Menschen ist es ein Gräuel und nicht selten ausschlaggebend dafür, dass sie ihr Fastenvorhaben mal wieder um ein halbes Jahr nach hinten verschieben. Gehen Sie doch mal ganz locker ran: Sie duschen doch auch Ihre Haut, weil Sie sich nach dem Duschen sauber und wohler fühlen. Genauso ist es mit der Darmreinigung. Anschließend fühlen Sie sich gesäubert und wohl. Mag sein, dass die klassische Darmreinigungstradition mit Glaubersalz vielen die Freude an der Darmreinigung verdorben hat – Sie können den Darm auch anders reinigen.

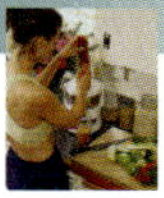

„Muss das wirklich sein? – ich habe doch jeden Tag Stuhlgang“– auch dieser Trumpf gilt nicht. Fasten, auch Basenfasten ist eine Entschlackungszeit, und um eine Entschlackung richtig in Gang zu setzen, gehört einfach die Darmreinigung dazu. Der tägliche Stuhlgang sagt leider nichts über den tatsächlichen Zustand der Verdauungsorgane aus. Die meisten Därme sind träge und entleeren sich nicht vollständig, so dass die Reste im Darm im Laufe der Zeit zu Ablagerungen und Verklebungen an den Darmwänden führen. Grund dafür ist falsche Ernährung, Überernährung und Bewegungsmangel. Wenn Sie sich nun eine Woche 100% von Obst und Gemüse ernähren, lösen sich diese Ablagerungen noch nicht. Durch Basenfasten wird die Zufuhr von Säurebildnern gestoppt – aber der Stoffwechsel steht nicht still. Es ist vielmehr so, dass der Stoffwechsel durch Basenfasten angeregt wird, bereits eingelagerte Säuren zu mobilisieren. Damit sie auch ausgeschieden werden können, ist nun die Darmreinigung nötig, denn der Darm ist das größte Ausscheidungsorgan.

Gut zu wissen

Die Darmreinigung

Für die Darmreinigung können Sie Glaubersalz oder F. X.-Passagesalz verwenden – bequemer geht es mit Einläufen oder mit Colon-Hydro-Therapie.
Während der Basenfastenwoche ist es empfehlenswert, den Darm alle 2–3 Tage zu reinigen.

Lassen Sie dieses Basic nicht einfach unter den Tisch fallen. Blähungen oder Verdauungsstörungen sind mögliche Folgen. Der wirkliche Nachteil ist aber, dass die durch Darmreinigung ausgelöste Stoffwechselanregung ausbleibt. Und was passiert? Die alten Säuresünden bleiben dann weiter im Körper und im Darm, das gesunde basische Gemüse kommt dazu und die Darmbakterien freuen sich: Sie dürfen das verstoffwechseln, was der Darm nicht schafft: das Halbverdaute. Nur: Bakterien zersetzen die Nahrung unter Gasbildung – unangenehme Blähungen sind die Folge dieser Gärungsprozesse. Mein Tipp: Reinigen Sie Ihren Darm – so fühlen Sie sich wohler.

Wenn Sie über Darmreinigung Bescheid wissen und ihre Methode bereits gefunden haben, lesen Sie weiter auf Seite 47.

Darmreinigung mit Glaubersalz

Die wohl bekannteste und auch gefürchtetste Art der Darmreinigung: das „Glaubern", die Darmentleerung mit Glaubersalz. Glaubersalz ist chemisch gesehen Natriumsulfat (Natrium sulfuricum) und ist in allen Apotheken erhältlich. Es gibt Menschen, die schwören auf Glaubersalz, andere wiederum finden es nur eklig – reine Geschmackssache eben – wie so vieles im Leben.

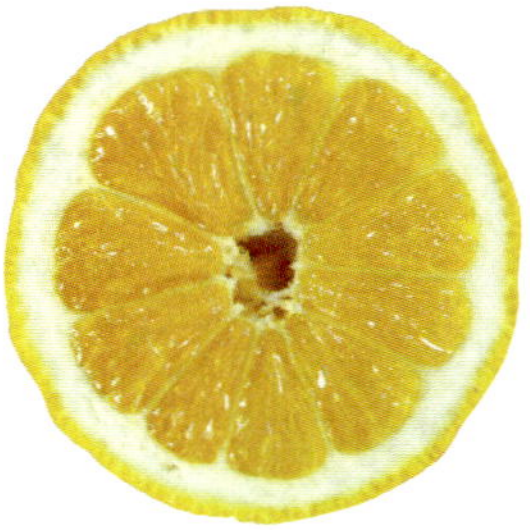

Einige Spritzer Zitonensaft machen den Glaubersalz-Trunk genießbarer.

Wenn Sie den Geschmack von Glaubersalz nicht mögen, dann können Sie in der Apotheke auch Bittersalz kaufen – es wirkt genauso gut – schmeckt aber ein wenig anders. Bittersalz ist auch unter dem Namen, F. X.-Passagesalz" in Apotheken zu erhalten. Wenn Sie sich für Glaubersalz als Darmreinigungsmethode entscheiden, dann beachten Sie bitte unbedingt folgendes:

Legen Sie den Zeitpunkt Ihrer ersten Einnahme unbedingt so, dass Sie die folgenden Stunden keine wichtigen Termine haben und immer in der Nähe einer Toilette sind. Denn: Wenn die Wirkung des Salzes einsetzt, dann gibt es kein Aufschieben mehr. Das kann nach 1 Stunde sein, das kann auch gar nicht sein. Deshalb: Nehmen Sie das Glaubersalz am Freitag Abend ein, wenn Sie am Samstag frei haben.

Achtung: Glaubersalz reizt die Darmschleimhäute und sollte von Menschen mit empfindlichem Darm nicht genommen werden.

Gut zu wissen

Anwendung von Glaubersalz

Lösen Sie 40 g Glaubersalz in 0,5 l Wasser auf, geben Sie etwas Zitronensaft dazu und trinken Sie die Lösung langsam. Trinken Sie danach reichlich Wasser oder Kräutertee, um den Salzgeschmack zu vermindern. Nun sollte innerhalb der nächsten 1–3 Stunden eine gründliche Darmentleerung erfolgen. Wenn sich nach 8–12 Stunden noch nichts getan hat, können Sie die Einnahme wiederholen – oder auch einen Einlauf machen.

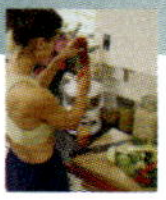

Darmreinigung mit Einläufen

Diese Darmreinigungsmethode ist leicht zu praktizieren und auch für Eilige gut geeignet. Hier bestimmen *Sie*, wann Ihr Darm entleert wird und Sie können sich in Ruhe darauf vorbereiten. Der Einlauf wird mit einem Irrigator, den Sie in einer Apotheke kaufen können, durchgeführt. Irrigatoren gibt es beispielsweise von der Firma Oros, als Plastikbehälter oder als faltbarer Reiseirrigator.

INFO

Leicht durchzuführen und gut planbar: ein Einlauf.

Wie funktioniert ein Einlauf?

Legen Sie sich ein Handtuch auf den Boden Ihres Badezimmers. Füllen Sie den Irrigator mit 2 Liter Wasser mit einer Temperatur von 36–37 °C. Legen Sie sich in Seitenlage auf das Handtuch. Fetten Sie das Einführrohr mit etwas Vaseline oder einer anderen unparfümierten Fettcreme ein, führen Sie das Einführrohr wenige Zentimeter in den After ein und öffnen Sie den Zulaufhahn des Irrigators. Das Wasser läuft nun langsam vom Enddarm aus in den gesamten Dickdarm.

Wenn Sie zum ersten Mal einen Einlauf machen, kann es sein, dass Sie bereits nach wenigen Milliliter Wasser einen Entleerungsdruck verspüren. Das ist normal, denn der Darm reagiert beim ersten Mal meist etwas verkrampft. Wenn Sie das Gefühl haben, dass der Druck auf die Darmwand zu stark wird und Sie das Wasser nicht mehr halten können, dann geben Sie diesem Druck nach und gehen Sie auf die Toilette.

Sobald die erste kleinere Entleerung des Darmes stattgefunden hat, können Sie mit einer weiteren Füllung des Darmes mit Wasser beginnen. Manchmal sind zwei, drei oder mehr Füllungen nötig, bis der Darm richtig entleert ist. Die ideale Füllmenge für einen Einlauf beträgt 2–3 Liter!

Sie können Ihren Darm nun unterstützen: Massieren Sie ihn mit streichenden Bewegungen vom Blinddarm hin zum Enddarm. Wenn Sie Yoga beherrschen, können Sie, wenn der Darm viel Wasser aufgenommen hat, die Yogaübung „die Kerze" machen und die Stellung einige Minuten beibehalten. Durch diese Übung gelangt das Wasser in die unteren Dickdarmabschnitte, so dass auch diese gereinigt werden.

Machen Sie keine Zusätze in das Einlaufwasser – Wasser ist das beste Reinigungsmittel!

Gut zu wissen

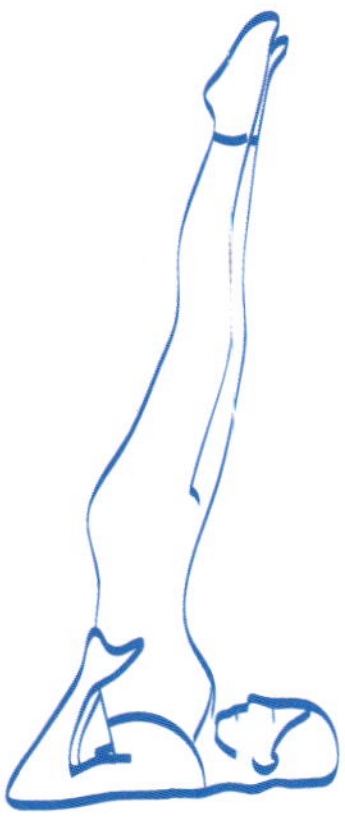

Yogakerze

Darmreinigung mit Colon-Hydro-Therapie (CHT)

Colon-Hydro-Therapie ist unbestritten der Champion unter den Darmreinigungsmethoden. Bequem und sicher, Sie müssen es nicht selbst durchführen, Sie müssen nicht alleine entscheiden, ob der Darm nun richtig entleert ist oder nicht – und: Sie erhalten außer der Darmspülung auch eine gründliche Darmmassage. Und: Die Colon-Hydro-Therapie ist die effektivste Methode, den Darm zu reinigen.

Gut zu wissen

Wie funktioniert die Colon-Hydro-Therapie?

Bei der CHT handelt sich um nichts anderes als um eine moderne und hygienische Form des Einlaufes mit einem so genannten Colon-Hydromat. Bei dieser Methode liegt der Patient bequem in Rückenlage auf einer Behandlungsliege. Über ein geschlossenes System (mit sterilem Einmaleinführbesteck) fließt warmes, filtriertes Wasser in den Darm und der Darminhalt wird durch einen Abflussschlauch geruchfrei ausgeleitet. Der Therapeut ist während der gesamten Spüldauer von 35 und 50 Minuten anwesend, bedient das Gerät und führt die Darmmassage aus.

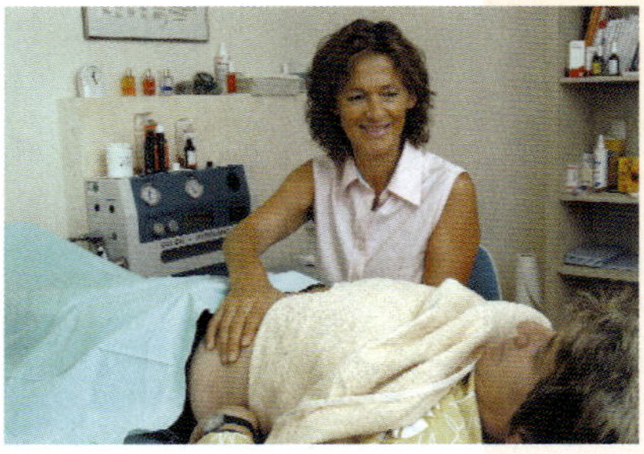

Bauchmassage während einer Colon-Hydro-Therapie in meiner Praxis.

Die Behandlung beginnt mit einer sogenannten Füllphase, bei der vom Behandler Wasser in den Dickdarm gespült wird. Der Behandlungsdruck wird dabei ständig überwacht. Nach der Füllphase wird der Darm mit oder ohne Massageöl massiert. Die Behandlungstemperatur beträgt grundsätzlich 36–37 °C, entsprechend der Normaltemperatur des Darmes. Ist ein Darm sehr träge in seinen Reaktionen, kann der Therapeut die Temperatur für kurze Zeit erniedrigen, um einen „Kneipp-Effekt" zu erzielen. Für einen solchen Effekt genügt es, die Behandlungstemperatur um 2–5 °C zu senken, was ein erfahrener Therapeut im Einzelfall wohldosiert einsetzen wird.

Der Behandlungsdruck liegt meist bei 50 Millibar, wird aber je nach Empfindlichkeit des Patienten individuell eingestellt. Durch den Wasserdruck wird ein leichter Massageeffekt erzeugt, der durch die Bauchmassage des Therapeuten noch verstärkt wird. So wird der Darm zur Entleerung angeregt und es lösen sich oft selbst Kotreste, die viele Jahre alt sind. Sind erst einmal alle Kotreste draußen, können die Darmwände wieder aufatmen und das Darmabwehrsystem, das sich in und an den Darmwänden befindet, wird wieder leistungsfähig. So werden alte Ablagerungen entsorgt und gleichzeitig der Stoffwechsel und das Immunsystem angeregt. Und der schöne Nebeneffekt: Darmreinigung verbessert das Hautbild.

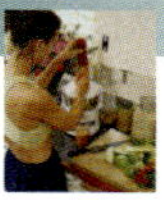

Die meisten Menschen fühlen sich danach richtig „befreit" und berichten von körperlichem und seelischem Wohlbefinden. Denn bei der Colon-Hydro-Therapie wird mehr als nur Darminhalt losgelassen. Diese tiefgreifende Darmreinigung scheint auch emotionale Ablagerungen zu lösen, so dass Lachen, Weinen oder Wutanfälle keine Seltenheit sind. Ein erfahrender Therapeut unterstützt den Patienten dabei gezielt durch Atemtherapie oder durch ein therapeutisches Gespräch.

Begleitend zum Basenfasten empfehle ich meinen Kursteilnehmern, 3–4 Sitzungen à 40 Minuten durchführen zu lassen. Eine tiefenwirksame Grundreinigung des Darmes erfordert mindestens 6 Spülungen – bei chronischen Erkrankungen können auch 10 oder mehr Sitzungen nötig sein.

Bitte beachten Sie: Colon-Hydro-Therapie ist nicht geeignet für Schwangere und Stillende, sowie für Menschen mit schwerem Verlauf bestimmter chronischer Erkrankungen. Wichtig ist, dass vor der Behandlung ein ausführliches Gespräch stattfindet und dass Sie Ihren Therapeuten über alle Ihre Vorerkrankungen und Erkrankungen informieren, so dass er das Risiko abschätzen kann. Bei sachgemäßer Anwendung ist die Colon-Hydro-Therapie völlig ungefährlich.

INFO

In Deutschland gibt es zur Zeit ca. 500 Ärzte und Heilpraktiker, die Colon-Hydro-Therapie durchführen. Infos und Therapeutenliste unter: www.bcht.de

Bewegung

Die Bedeutung regelmäßiger Bewegung ist leider noch nicht genügend ins Bewusstsein vieler Menschen getreten. Und diejenigen, die es wissen, verhalten sich meist so, wie mit gesunder Ernährung: „Ich weiß, ich sollte …" Das reicht leider nicht ganz aus. Wenn Sie ein Bewegungsmuffel sind, dann nehmen Sie sich doch wenigsten für die Basenfasten-Woche ein Bewegungsprogramm vor. Setzen Sie sich täglich *ein* Ziel: Jeden Tag eine 3/4 Stunde im Park spazierengehen. Das genügt schon völlig. Das Ziel muss realisierbar und in den Alltag integrierbar sein. Wenn Sie Zeit haben, Schwimmen zu gehen und danach einen Saunabesuch zu machen, ist das natürlich wunderbar. Tun Sie es. Manchen Menschen hilft es auch, sich mit einem Freund oder mit einer Freundin zum Sport zu verabreden: zum Walken, Laufen, Joggen oder Schwimmen.

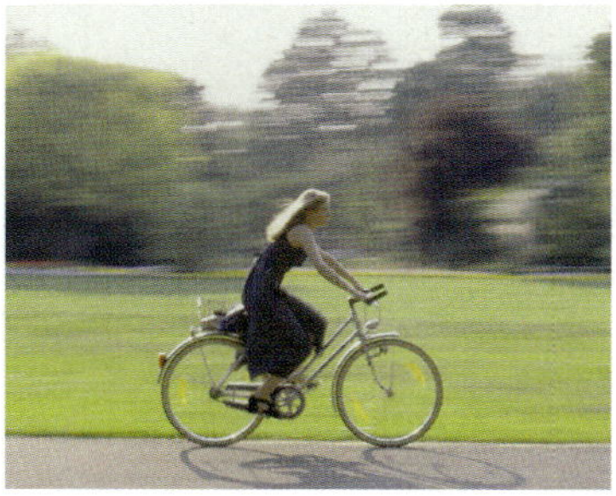

Reservieren Sie sich mindestens eine 3/4 Stunde am Tag für Bewegung.

Ich habe bereits mein passendes Bewegungsprogramm gefunden – lesen Sie weiter auf Seite 49.

Am besten ist es, Sie planen sich Ihr Bewegungsprogramm in Ihren Alltag so ein, wie es auch realistisch ist. Wenn Sie wissen, dass Sie abends erst spät nach Hause kommen, dann macht es wenig Sinn, ein größeres Vorhaben wie Schwimmen gehen oder Sport Studio zu planen. Stehen Sie lieber eine Stunde früher auf und gehen Sie vor der Arbeit walken oder joggen. Das hat den Vorteil, dass man schon Sauerstoff getankt hat und richtig wach geworden ist. Ob Sie sich nun morgens oder abends bewegen, ist Ihnen und Ihren individuellen Bedürfnissen überlassen.

Gut zu wissen

Bewegung ist wichtig!

Wichtig ist, dass Sie sich regelmäßig bewegen und das möglichst an der frischen Luft. Planen Sie dafür täglich 30–45 Minuten ein.

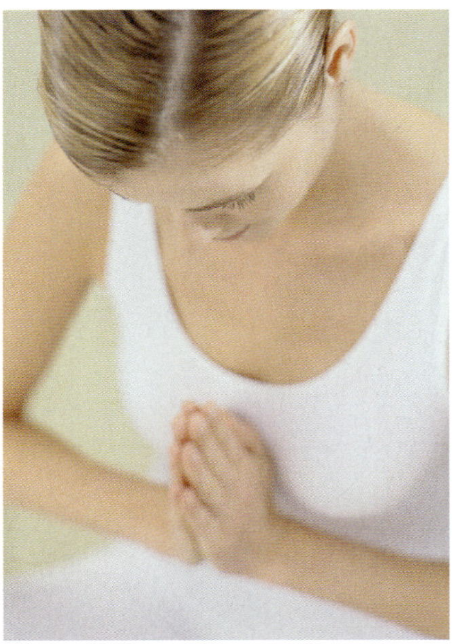

Auch Gymnastik zu Hause oder Methoden wie Yoga, Tai Chi und Chi Gong sind gute Bewegungsprogramme. Der Vorteil dieser Techniken ist, dass hierbei automatisch die Atmung mitberücksichtigt wird und der Geist zur Ruhe kommt. Da hierbei auch der Stoffwechsel, die Durchblutung und alle Körperfunktionen harmonisiert werden, ist die Wirkung umfassend.

Noch tiefgreifender, wenn auch ohne direkte körperliche Bewegung, ist Meditation. Wenn Sie abends kaputt nach Hause kommen, ist das die ideale Technik, um abzuschalten. Sinnvoll ist es, erst einige Minuten Yoga zu machen und danach zu meditieren. Wenn Sie diese Praktiken nicht kennen, dann ist eine Basenfastenwoche vielleicht eine Gelegenheit, an einem Yogakurs oder an einer Meditationsgruppe teilzunehmen.

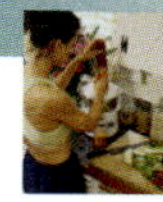

Erholung

Gönnen Sie sich in der Basenfastenwoche genügend Schlaf und Ruhephasen. Durch ausreichende Erholung entsäuern und entgiften Sie Ihren Organismus. Nutzen Sie dieses einfache und sehr effektive Heilmittel der Natur.

Die beste Erholung bekommen wir im nächtlichen Schlaf. Hier sorgen der Stoffwechsel und die Leber für die Entgiftung, die Haut und das Nervensystem erholen sich vom Tagesstress. Voraussetzung ist, dass der Schlaf ausreichend ist, das heißt 8–9 Stunden, und dass Sie überhaupt schlafen können. Der Schlaf vor Mitternacht hat eine größere Erholungskraft als der Schlaf nach Mitternacht. Versuchen Sie daher, während der Basenfastenwoche *vor* Mitternacht ins Bett zu gehen. Für den reibungslosen Ablauf der Stoffwechselvorgänge in der Nacht ist das von großem Nutzen. So kann der Körper am nächsten Morgen die Säuren gut ausscheiden. Wenn Sie Schicht arbeiten, kann das für Sie im Laufe der Jahre zu einem echten Problem werden: Schlafstörungen, Stoffwechselstörungen und Depressionen können die Folgen sein. Die Symptome bessern sich meist erst, nachdem die natürlichen Schlafrhythmen wieder hergestellt wurden.

INFO

Tägliche Erholung durch ausreichenden nächtlichen Schlaf.

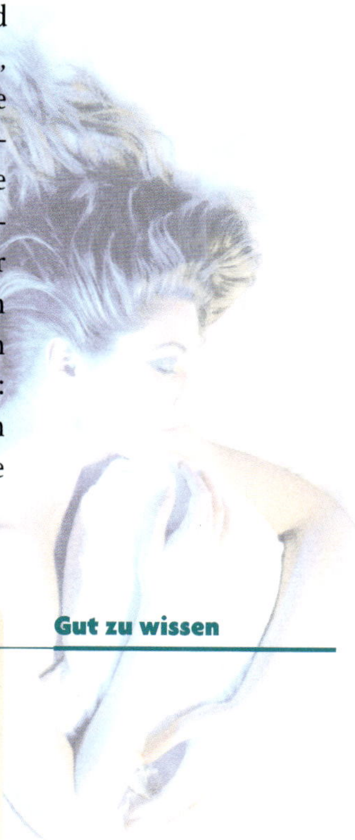

Gut zu wissen

Tipps für einen guten und erholsamen Schlaf:

Nehmen Sie sich abends keine „aufregenden" Tätigkeiten mehr vor.

Wählen Sie sich eine Beschäftigung vor dem Schlafengehen, die Sie beruhigt und entspannt. So können Sie besser abschalten und einschlafen. Wenn Sie noch ein wenig lesen wollen, dann wählen Sie ein beruhigendes Buch und vor allem: arbeiten Sie nicht bis spät in die Nacht.

Wenn Ihnen nachts zu viele Gedanken und zu viele unerledigte Dinge im Kopf herum gehen, dann schaffen Sie sich doch ein Tagebuch an und schreiben Sie diese Gedanken nieder, dann sind Sie aus Ihrem Kopf und Sie können in Ruhe schlafen.

Was auch hilft: ein entspannendes Bad am Abend, ein Aromabad mit Honig und Mandel, ein Ölbad mit Lavendel oder mit Melisse. Wenn Sie am Abend ein Basenbad machen – wie das Bullrich's Vital Wellnessbad – dann erzielen Sie damit einen doppelten Effekt.

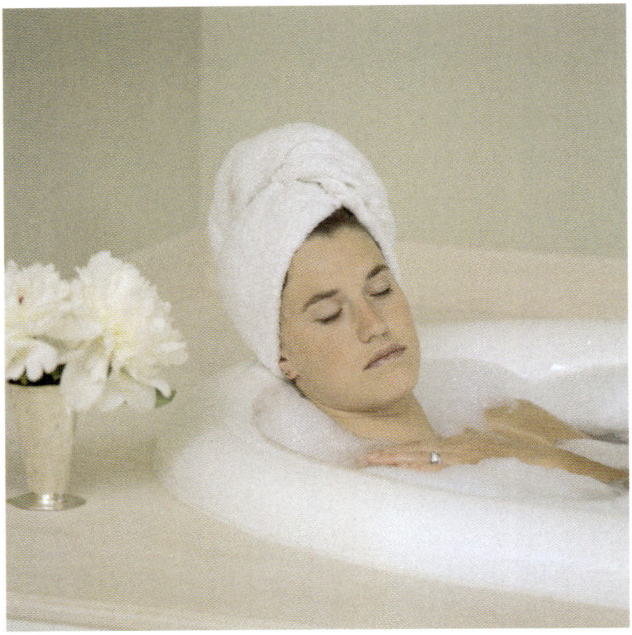

Ein Basenbad wirkt entspannend und beschleunigt den Entsäuerungsprozess.

Bullrich's Vital Wellnessbad ist ein basisches Mineralstoffbad, das herrlich nach Waldkräutern duftet (s. auch Seite 107). Es reinigt, entsäuert und pflegt dabei die Haut. Ideal ist es, wenn Sie sich nach dem Basenbad gleich ins Bett legen.

Wenn Sie morgens trotzdem müde und zerknirscht aufwachen – haben Sie mal Ihren Schlafplatz schon untersuchen lassen? Vielleicht schlafen Sie auf einer Reizzone oder aber Sie haben einfach zu viele elektrischen Geräte in Ihrem Schlafbereich – etwa auf Standby. Auf diese Problematik bin ich in meinem Buch: „Natürliche Entgiftung" ausführlich eingegangen und inzwischen gibt es von Frau Dr. Banis ein Buch: „Erdstrahlen & Co", das sich ausschließlich dieser Thematik widmet.

Probieren Sie es doch einfach einmal aus: Schalten Sie all Ihre Standbys aus, laden Sie Ihr Handy nachts in einem anderen Zimmer und wenn Sie dann morgens immer noch nicht fit sind, eventuell sogar mit Rücken- oder Kopfschmerzen aufwachen, dann sollten Sie daran denken, Ihr Bett um einige Zentimeter zu verrücken – vielleicht liegen Sie auf einer so genannten „Reizzone", und das kann Ihre Leistungsfähigkeit im Alltag enorm hemmen!

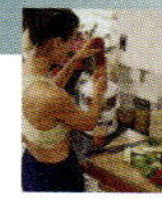

Die 10 goldenen Wacker-Regeln für ein erfolgreiches Basenfasten

Diese Regeln, die Sie auch in unseren ersten Büchern finden, helfen Ihnen, Basenfasten wirklich zu einem Gesundheitserlebnis zu machen. Wenn Sie diese Regeln beachten, vertragen Sie die basischen Lebensmittel viel besser, als wenn Sie alles wild durcheinander essen. Denn, beim Basenfasten kommt es nicht nur auf das „Obst-und-Gemüse-Essen“ an, sondern vor allem auf das „Wie“ und auf das „Wann“. So ist es nicht egal, wann und wie Sie Ihre Rohkostmahlzeit essen, wie Sie Gemüse zubereiten und wie Sie es würzen. Diese kleinen Unterschiede sind für den Erfolg des Basenfastens entscheidend. Wenn Sie keine Lust haben, diese Regeln jetzt durchzulesen, wenn Sie lieber gleich mit Basenfasten plus durchstarten wollen, dann ist das solange kein Problem, wie Sie Basenfasten supergut vertragen. Wenn Sie allerdings nach den ersten zwei Tagen merken, dass Sie sich nicht wohl fühlen, dann sollten Sie diese Regeln in aller Ruhe durchlesen, denn die meisten Probleme beim Basenfasten sind auf solche „kleinen“ Anwendungsfehler zurückzuführen.

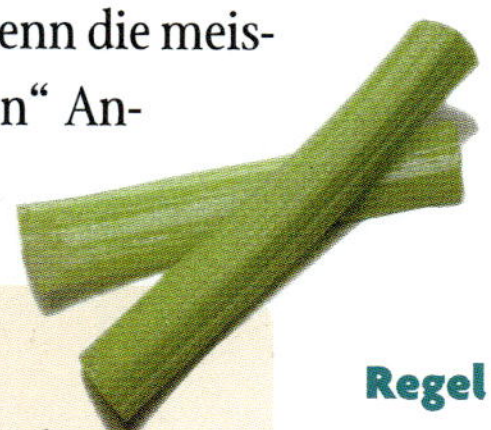

Regel 1

Essen Sie Rohkost nur, wenn Sie diese vertragen!

Dass Rohkost gesund ist, weiß jeder. Wenn Sie Rohkost aber nicht gut verdauen können, dann belastet das Ihren Darm und das ist nicht gesund. Achten Sie deshalb genau auf Ihren Körper: Wenn Sie oft mit Blähungen oder Schmerzen auf Rohes reagieren, dann sollten Sie die Gemüse lieber schonend dünsten. Wenn Sie unempfindlich sind, dann können Sie rohes Obst und Gemüse nach Herzenslust – bis 14 Uhr – verzehren.

Regel 2

Essen Sie Rohkost nur bis 14 Uhr!

Und damit folgt die 2. Wacker-Regel: Nach 14 Uhr behindert Rohkost die Leber bei ihren internen Stoffwechselarbeiten und ist dadurch schwerer verdaulich. Gesunde merken das nicht direkt. Darmempfindliche spüren das jedoch in Form von Blähungen, Verstopfung oder Durchfall. Essen Sie Obst immer nur auf nüchternen Magen – also zum Frühstück.

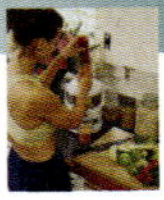

Regel 3

Essen Sie nach 18 Uhr nichts mehr!

Was nach 18 Uhr gegessen wird, geht auf die Hüften und es überfordert die Leber. Der interne Stoffwechsel der Leber ist in der Nacht besonders aktiv und kann, wenn er nicht durch zusätzliche Mahlzeiten gestört wird, nachts für Ihre Entgiftung sorgen. So arbeitet Ihr Körper für Sie – während Sie schlafen.

Regel 4

So naturbelassen wie möglich!

Da beim Erhitzen Vitalstoffe verloren gehen, ist es wichtig, dass Sie Ihre Gemüsegerichte besonders schonend zubereiten. Lassen Sie Gemüse nie ganz weich werden und braten Sie nicht zu viel. Am schonendsten können Sie Gemüse im „Gemüsedämpfer" zubereiten. Das ist ein Edelstahltopf mit einem Siebeinsatz, in dem das Gemüse nicht im Wasser liegt, sondern nur durch den Dampf gegart wird. Das schont die Vitalstoffe und erhält dadurch das volle Gemüsearoma. Und: Es geht ganz schnell.

Regel 5

Essen Sie nicht zu viel!

Die Faustregel heißt: Essen Sie so wenig wie möglich und nur so viel wie nötig! Und wenn es noch so basisch ist – zu viel ist immer ungesund. Versuchen Sie langsam und bewusst zu essen und kauen Sie sehr gründlich. Auf diese Weise verhindern Sie, dass Sie Ihr Essen hinunterschlingen und nicht merken, wann Sie eigentlich schon satt sind. Ich schreibe nicht vor, wie viel Sie essen, denn eines der Basenfastenziele ist, dass Sie Ihre Wohlfühlessmenge selbst herausfinden. Wenn Sie das schaffen, dann wird Basenfasten für Sie zu einem echten Gesundheitserlebnis.

Regel 6

Bitte keine wilden Mischungen!

Simplify your life – das sollte auch für die Küche gelten. Je weniger Nahrungsmittel Sie mischen, umso intensiver können Sie den Geschmack der Zubereitung erleben. Das ist ein anderer Kick für die Geschmacksnerven – der pure Geschmack der Natur. Deshalb: Verwenden Sie pro Mahlzeit möglichst nur zwei oder drei Obst- oder Gemüsesorten.

Regel 7

Verwenden Sie Gewürze sparsam!

Wenn Sie zu stark würzen, irritieren Sie damit Ihre Geschmacksnerven – das lässt Sie unter anderem das Gefühl für Sättigung verlieren. Das ist auch der Grund, weshalb ich den intensiven Knoblauch trotz seiner vielfältigen Gesundheitswirkung beim

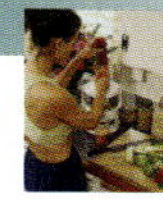

Basenfasten nicht empfehle. Knoblauch übertönt durch die enthaltenen Sulfide jeden Gemüsegeschmack.
Kräuter – vor allem frische Kräuter – sind die optimalen Würzmittel. Würzen Sie Ihre Speisen zunächst mit Kräutern und schmecken Sie dann mit Meersalz oder einem anderen Salz ab. So halten Sie den Salzverbrauch niedrig. Kräutersalzmischungen sind ebenfalls empfehlenswert. Auch frische Sprossen dienen der Geschmacksverfeinerung.

Regel 8

Essen Sie nur die 100% basischen Lebensmittel, die Sie auch mögen!

Ideal: Gehen Sie auf den Wochenmarkt, lassen Sie sich von den verlockenden Obst- und Gemüseangeboten der Saison verführen und kaufen Sie aus dem Bauch heraus die Sorten, auf die Sie spontan Lust haben. Mir geht es meist so: Ich stelle mir zu Hause ein leckeres Gemüsegericht vor, finde dann aber genau diese Gemüsesorte auf dem Markt nicht so frisch vor wie in meiner Vorstellung. Dafür liegt daneben ein anderes Gemüse, das mich sehr anspricht – das ich dann schließlich kaufe.

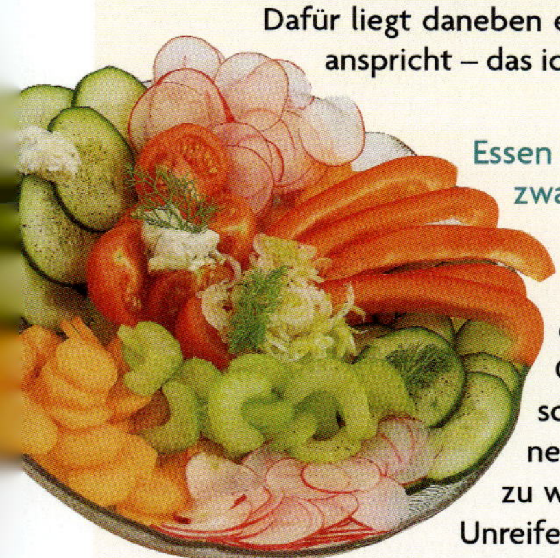

Regel 9

Essen Sie mehr Gemüse als Obst – und zwar nur reifes!

Nur reifes Obst und Gemüse wird basisch verstoffwechselt! Dies ist einer der Gründe, weshalb ich die Gemüse- und Obstsorten der Saison vorziehe. Sie finden hinter meinen Rezepten jeweils einen Hinweis, zu welcher Jahreszeit das Rezept passt. Unreifes kann bei Menschen mit empfindlichem Magen und Darm leicht zu Blähungen und Schmerzen führen. Achten Sie auch darauf, dass Sie deutlich mehr Gemüse als Obst essen – zu viel Obst kann ebenfalls zu Blähungen führen und es macht nicht lange satt. Generell gilt: 20% Obst – am besten zum Frühstück – und 80% Gemüse.

Regel 10

Kauen Sie gründlich!

Gut gekaut ist halb verdaut und macht schneller satt. Erfahrungsgemäß ist es ein langer Prozess, bis Sie wirklich langsam und gut kauen. Deshalb: Üben, üben, üben (s. Seite 54). Wenn Sie das schaffen, dann verbessern Sie damit Ihre Verdauung.

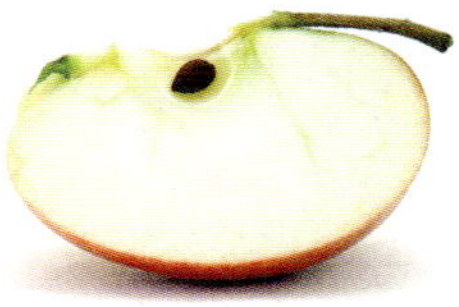

Gründlich kauen ist wichtig

Nehmen wir einen dünnen Apfelschnitz – 2 cm dick – als Beispiel: Sie sollten ihn mindestens 30-mal kauen. Fortgeschrittene schaffen 60- bis 80-mal! Das hat enorme Vorteile. Zum einen beginnt die Verdauung im Mund, weshalb es dort Schneide-, Mahlzähne und Speicheldrüsen gibt. Je länger Sie kauen und damit den Apfel einspeicheln, umso besser wird er vorverdaut und umso besser kann er im Darm weiter verarbeitet werden. Wenn Sie lange und gründlich kauen, werden sich auch weniger Blähungen entwickeln.

Ein weiterer wichtiger Vorteil, den Sie durch gutes Kauen erreichen, ist: Sie essen automatisch weniger. Denn es ist sehr zeitaufwändig und anstrengend, richtig zu kauen. Und es macht schneller satt.

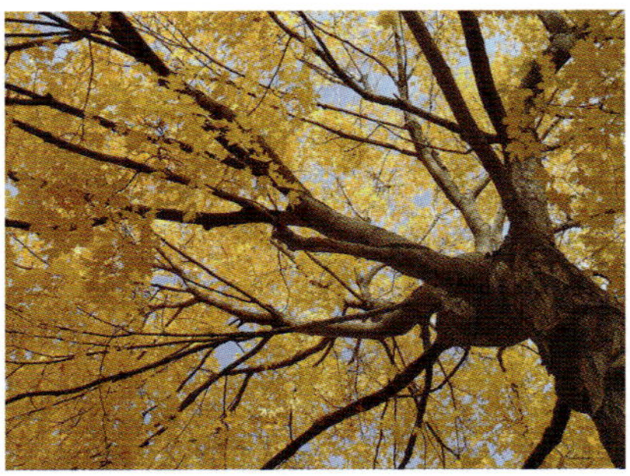

Die Natur lebt es uns vor: Auch hier geschieht alles in rhythmischen Prozessen.

Nehmen Sie Ihre Mahlzeiten regelmäßig ein!

Viele Probleme beim Basenfasten rühren von der total chaotischen Essweise, die sich eingebürgert hat. So essen manche Kursteilnehmer morgens einen Apfel, tauchen dann in ihrem Workaholic-Programm unter und essen dann abends noch zwei Bananen oder zwei Kartoffeln und fühlen sich dabei recht elend. Kein Wunder: Das ist nicht wirklich Basenfasten. Halten Sie sich an die Basenfasten-Regeln, denn wir sind rhythmische Wesen und auch unser Verdauungssystem ist auf Rhythmus angewiesen: Geregelte Essenzeiten, Ruhepausen, regelmäßige Bewegung sind die beste Medizin.

Übrigens: Auch unsere Entgiftungsfähigkeit unterliegt einer Rhythmik, weshalb es immer Phasen gibt, in denen man besonders gut von Basenfasten profitiert. Wie Sie so eine Phase bei sich erkennen? Ganz einfach: Hören Sie auf Ihren Körper und auf Ihre Bedürfnisse. Wenn Sie gerade ein tiefes Bedürfnis verspüren, sich zu entsäuern und zu entschlacken, dann ist auch der Zeitpunkt richtig. Und allein die Tatsache, dass Sie nach diesem Buch gegriffen haben, spricht dafür. Halten Sie sich an die im Basenfasten-Programm empfohlenen Mahlzeiten.

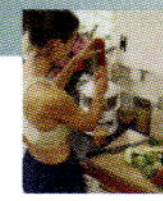

Die Basenpyramide

Die Basenpyramide ist meine Antwort auf die inzwischen zahlreichen Ernährungspyramiden, die seit einiger Zeit in der Presse kursieren. Aus der Basenpyramide können Sie schnell ersehen, welche Nahrungsmittel Sie *während* der Basenfastenwoche essen sollten.

INFO

Sie finden in diesem Buch auch eine Säure-Basen-Pyramide (Seite 146), die als Orientierung für die optimale Ernährung nach dem Basenfasten dient.

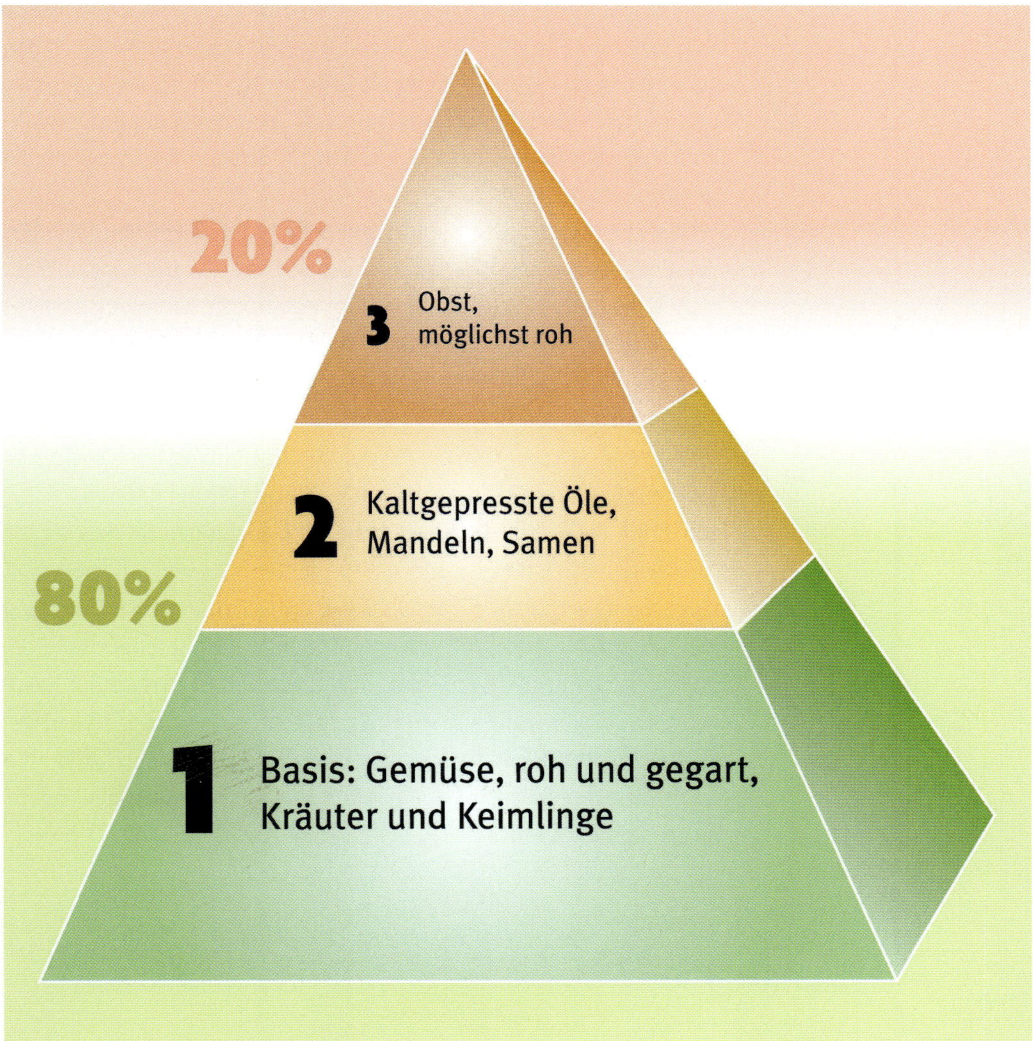

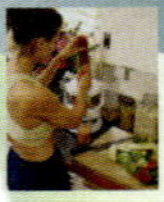

Das Basometer

Im Basometer finden Sie alle basisch verstoffwechselbaren Lebensmittel, die wir aus unserer Erfahrung heraus für das Basenfasten geeignet finden. Sie können davon ausgehen, dass Lebensmittel, die Sie hier nicht finden, auch nicht für Basenfasten geeignet sind. Damit Sie sich einen Überblick über die wichtigsten Vitalstoffgehalte verschaffen können, finden Sie hinter den Lebensmitteln jeweils die Vitamine und Mineralstoffe angegeben, die in besonders großer Menge darin enthalten sind. Wenn Sie keine Angabe vorfinden, so bedeutet das, dass Vitamine und Mineralstoffe in nicht besonders erwähnenswerten Mengen enthalten sind. Bei einem „*" lagen mir keine genauen Angaben vor.

Das Basometer finden Sie auch auf unserer Website www.basenfasten.de als neu eingerichtetes Suchprogramm – von meinem Sohn Matteo programmiert. Immer wieder erhalte ich Anfragen, ob man das Basometer downloaden kann. Bislang ist das nicht möglich und Sie brauchen es nicht, denn es ist dasselbe Basometer, das Sie in meinen Büchern finden.

Wir werden immer wieder gefragt, ob Getreidesorten wie Quinoa und Amaranth basisch sind und ob Sojaprodukte bei Basenfasten erlaubt sind. Sie finden diese Lebensmittel jedoch nicht im Basometer, weil wir sie nicht beim Basenfasten empfehlen. Getreide und Soja sind schwerer zu verdauen als reines Obst und Gemüse. Die Erfahrung zeigt, je komplexer die Nahrung zusammengestellt ist, umso mehr belastet man damit den Verdauungstrakt. Sie finden deshalb im Basometer die Lebensmittel, die wirklich empfehlenswert sind – vorausgesetzt, Sie verwenden sie in der passenden Jahreszeit. Hinter den Rezeptideen im Rezeptteil finden Sie deshalb immer auch die Angabe der empfohlenen Jahreszeit.

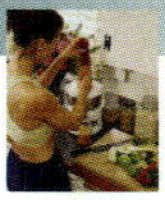

Obst

Obst	Plus
Äpfel	
Ananas	Mangan
Aprikosen	Kalium, Vitamin A
Avocado	Kupfer, Kalium, Magnesium, Vitamin B_6
Bananen	Kalium, Magnesium, Silizium, Vitamin B_6
Baumerdbeeren (Tamarillos)	*
Birnen	Kalium, Eisen
Brombeeren	Mangan
Clementinen	Vitamin C
Datteln, frische	Kalium, Kalzium, Magnesium, Eisen, Kupfer
Esskastanien	Eisen
Erdbeeren	Eisen; Vorsicht: Immer sehr gespritzt!
Feigen	Kalium, Kalzium, Eisen
Granatapfel	Kalium
Grapefruit	Vitamin C
Guave	Kalium, Eisen, Vitamin C
Heidelbeeren	Eisen, Mangan
Himbeeren	Eisen, Mangan
Honigmelonen	Eisen, Vitamin A
Jostabeeren	Vitamin C
Kakifrucht	Mangan, Vitamin A
Kapstachelbeeren (Physalis)	*
Kirschen, sauer und süß	Folsäure
Kiwis	Kalium, Magnesium, Eisen, Zink, Vitamin C
Limette	Vitamin C
Litschis	
Mandarine	Vitamin C
Mangos	Eisen, Vitamin A
Maracuja (Passionsfrucht)	Kalium, Magnesium, Eisen
Maronen	s. Esskastanien
Melonen	
Minneolas (Orangen-mandarine)	Vitamin C
Mirabellen	Eisen
Nektarinen	Vitamin C
Oliven	Kalzium, Eisen; sehr basisch
Orangen	Vitamin C
Pampelmuse	Vitamin C
Papayas	Magnesium, Eisen, Vitamin C
Passionsfrucht	s. Maracuja
Pfirsiche	Eisen
Pflaumen	Kalium, Eisen
Preiselbeeren	Kupfer, Mangan
Quitten	Eisen
Renekloden	Kalium, Eisen
Rosinen	Kalium, Mangan, Eisen
Rote Johannis-beeren	Kalium, Eisen, Mangan
Sanddornbeeren	Magnesium, Vitamin C
Satsumas	Vitamin C
Sauerkirschen	Folsäure
Schwarze Johannisbeeren	Kalium, Eisen, Mangan, Vitamin C
Stachelbeeren	Eisen
Wassermelonen	
Weintrauben, weiß und rot	Vorsicht: Immer sehr gespritzt!
Zitronen	Kupfer, Vitamin C
Zwetschgen	Eisen

Trockenobst, ungeschwefelt

Generell enthält Trockenobst Vitalstoffe in konzentrierterer Form – besonders hoch ist der Gehalt an Kalium, Magnesium und Eisen. Mittlerweile gibt es in Reformhäusern und Naturkostläden eine große Auswahl an getrockneten Obstsorten: Mango, Ananas, Papaya, Banane, Beeren, Äpfel, Feigen, Pflaumen usw. Leider liegen nicht für alle Sorten Angaben zum Vitalstoffgehalt vor.

Besonders nährstoffreiche Trockenobstsorten

Obst	Plus
Aprikose	Kalium, Eisen, Mangan
Banane	Kalium, Magnesium, Eisen, Mangan
Birne	Eisen, Zink
Brombeeren	Magnesium, Eisen, Zink, Mangan
Feigen	Eisen, Zink
Pfirsich	Kalium, Eisen

Bitte beachten Sie: Nicht nur der Vitalstoffgehalt konzentriert sich, auch der Schadstoffgehalt. Deshalb: Verwenden Sie Trockenfrüchte aus biologischem Anbau, die in der Regel auch ungeschwefelt sind. Schwefelung macht sauer.

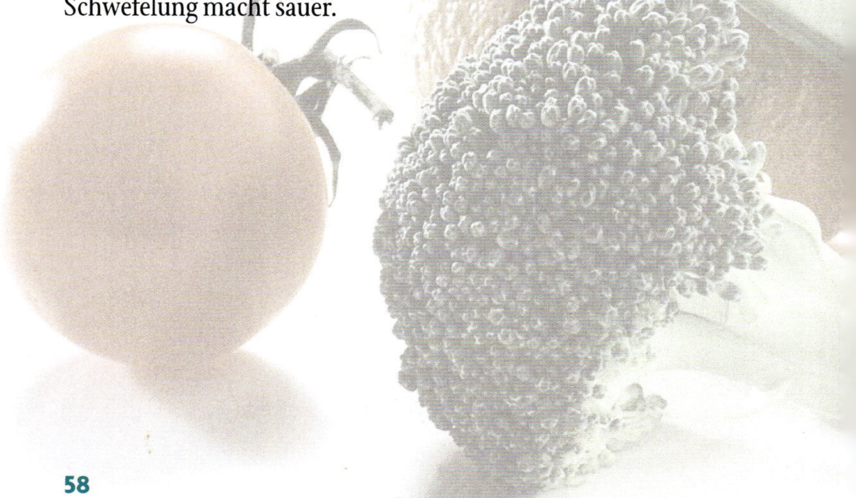

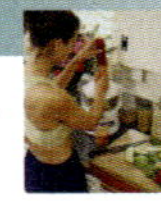

Gemüse und Pilze

Gemüse	Plus
Auberginen	Kalium, Magnesium
Bleichsellerie	s. Staudensellerie
Blumenkohl	Kalium, Vitamin C, K, B
Bohnen, grüne	Kalium, Magnesium, Eisen, Mangan, Molybdän, Silizium
Brokkoli	Kalium, Kalzium, Magnesium, Eisen, Zink, Mangan, Jod, Vitamin C, A, K, B, Folsäure
Butterrüben	Kalium, Eisen
Carli-Paprika	Eisen, Vitamin C
Chinakohl	Vitamin C
Chicoree, roter und weißer	Vitamin A
Dolma-Paprika	Vitamin C
Eiszapfen (eine Rettichsorte)	
Erbsen, frisch	Vitamin B, Folsäure
Fenchel	Kalium, Kalzium, Magnesium, Eisen, Mangan, Vitamin C
Frühlingszwiebeln	Kalium, Zink, Mangan
Grünkohl	Kalium, Kalzium, Magnesium, Eisen, Mangan, Vitamin A, E, B, sehr viel Vitamin K, Folsäure
Gurke	
Karotten	Kalium, Kalzium, Eisen, Mangan, Vitamin A
Kartoffeln	Kalium, Kupfer, Vitamine der B-Gruppe
Knollensellerie	Kalium, Kalzium, Vitamin B, Folsäure
Kohlrabi	Eisen, Selen, Fohlsäure
Kürbisarten	Kalium, Eisen, Mangan, Vitamin A

Gemüse	Plus
Lauch	Kalium, Kalzium, Magnesium, Eisen, Mangan, Silizium, Vitamin B, C, Folsäure
Mangold	Magnesium, Kalzium, Eisen, Mangan, Fluor, Vitamin A, B, C
Navets-Rübchen (weiße Rübchen, Teltower Rübchen)	Kalium, Kalzium, Vitamin C
Okraschoten	Kalium, Kalzium, Magnesium, Eisen, Kupfer, Mangan
Paprika	Kalium, Eisen, Vitamin C, A, E
Pastinaken	Kalium, Kalzium, Magnesium, Eisen, Zink, Mangan
Petersilienwurzel	Kalium, Eisen, Kupfer, Fluor
Porree	s. Lauch
Radieschen	Kalium, Eisen, Kupfer, Fluor, Vitamin C
Rettich	Kalium, Eisen
Romanesco (Blumenkohlart)	*
Rote Beete	Kalium, Magnesium, Eisen, Kupfer, Mangan, Folsäure
Rotkohl	Kalium, Kalzium, Magnesium
Schalotten	Kalium, Zink, Mangan
Schwarzer Rettich	Kalium, Eisen; sehr basisch
Schwarzwurzel	Kalium, Magnesium, Eisen, Kupfer, Zink, Mangan, Vitamin E, B
Spinat	Kalium, Kalzium, Magnesium, Eisen, Mangan, Fluor, Jod, Vitamin A, E, K, B, C

Gemüse	Plus
Spitzkohl	*
Staudensellerie (Bleichsellerie)	Kalium, Kalzium, Magnesium, Fluor, Vitamin A
Stielmus	*
Süßkartoffeln	Kalium, Eisen, Kupfer, Mangan, Vitamin B
Teltower Rübchen	s. Navets-Rübchen
Tomaten	Kalium, Vitamin C
Topinambur	Kalium, Magnesium, Eisen, Zink
Trüffelkartoffeln (blaue Kartoffeln)	*
Weißkohl	Kalium, Kalzium, Vitamin E, K
Wirsing	Kalium, Kalzium, Eisen, Mangan, Vitamin E, B, C
Zucchini	Kalium, Magnesium, Eisen
Zuckerschoten (Zuckererbsen)	Kalium, Kalzium, Magnesium, Eisen, Kupfer, Mangan
Zwiebeln	Kalium, Zink, Mangan

Pilze	Plus
Austernpilze	Vitamin B
Champignons	Kalium, Eisen, Kupfer, Jod, Vitamin D, B
Egerlinge	Kalium, Eisen, Kupfer, Jod
Herbsttrompeten	Kalium, Eisen, Kupfer, Jod, Fluor
Igel-Stachelbart (Pom-Pom blanc)	*
Kräuterseitling	Kalium, Eisen, Kupfer, Fluor
Limonenseitling	Kalium, Eisen, Kupfer, Fluor
Krause Glucke	*
Morcheln	Kalium, Eisen, Kupfer, Jod, Fluor, Mangan, Vitamin D
Pfifferlinge	Kalium, Eisen, Kupfer, Fluor, Mangan, Vitamin A, B, D
Portabella-Pilze	*
Rosenseitling	Kalium, Eisen, Kupfer, Fluor
Samtfußrüpli	Kalium, Eisen, Kupfer, Fluor
Semmelstoppler	*
Shiitake	Kalium, Eisen, Kupfer
Steinpilze	Kalium, Eisen, Kupfer, Jod, Fluor, Vitamin D, B
Trüffel	Kalium, Eisen, Kupfer, Jod, Fluor, Mangan

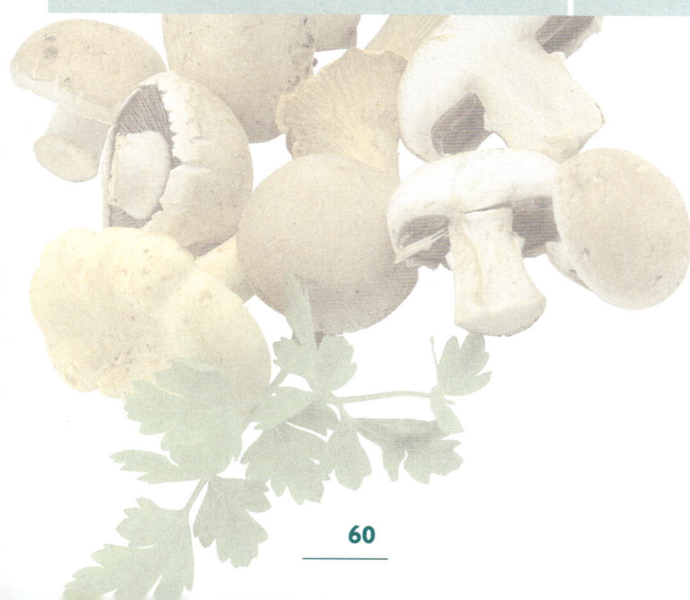

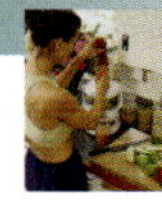

Salate und Kräuter

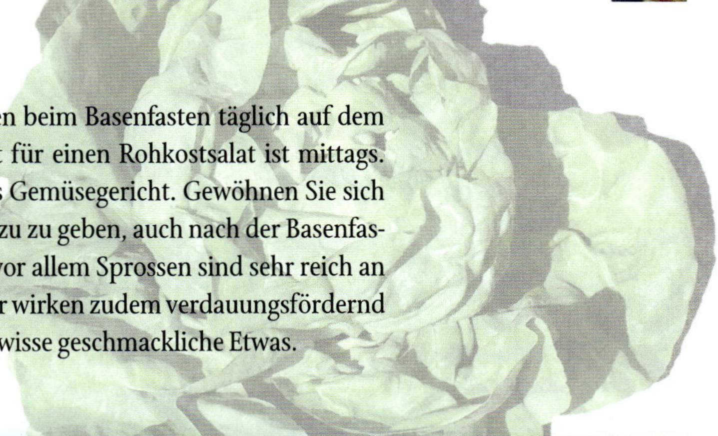

Salate und frische Kräuter stehen beim Basenfasten täglich auf dem Speiseplan. Die ideale Tageszeit für einen Rohkostsalat ist mittags. Frische Kräuter gehören in jedes Gemüsegericht. Gewöhnen Sie sich an, zu jedem Gericht Kräuter dazu zu geben, auch nach der Basenfastenwoche. Frische Kräuter und vor allem Sprossen sind sehr reich an Vitalstoffen. Die meisten Kräuter wirken zudem verdauungsfördernd und geben den Gerichten das gewisse geschmackliche Etwas.

Salate, Kräuter	Plus
Basilikum	Kalium, Kalzium, Eisen, Zink, Mangan
Bataviasalat	*
Beinwell	*
Bibernell	*
Bohnenkraut	Eisen
Borretsch	Eisen
Brennnessel	Kalium, Kalzium, Magnesium, Eisen, Vitamin C
Brunnenkresse	Kalzium, Vitamin C
Chinakohl	
Chicoree, rot und weiß	Vitamin A
Dill	Kalzium, Eisen, Zink, Mangan
Eichblattsalat	*
Eisbergsalat	*
Eistropfensalat	Eisen
Endivien	Kalium, Eisen, Vitamin A
Feldsalat	Kalium, Eisen, Zink, Fluor, Jod, Vitamin A, Folsäure
Fenchelsamen	
Frische Sprossen	Vitamine, alle Mineralien
Friseesalat	*
Gänseblümchen	*
Gartenkresse	Kalium, Kalzium, Magnesium, Eisen, Mangan, Vitamin C
Glattpetersilie	Kalium, Kalzium, Eisen, Mangan, Kupfer, Zink, Silizium
Ingwer	Eisen, Kalium, Magnesium, Phosphor
Kamille	
Kapuzinerkresse	Kalzium, Eisen, Vitamin C
Kardamom	
Kerbel	
Kopfsalat	Vitamin A, K
Koriander	Entgiftend
Kreuzkümmel	
Kümmel	
Kurkuma	
Lattich	
Lavendelblüten	
Liebstöckel	Zink, Eisen
Löwenzahn	Kalium, Kalzium, Eisen, Mangan
Majoran	Eisen

Salate, Kräuter	Plus
Meerrettich	Kalium, Eisen
Melde (span. Spinat)	Eisen
Melisse	
Orchideensalat	
Oregano	Oregano
Petersilie	Kalium, Kalzium, Eisen, Mangan, Kupfer, Zink, Silizium, Vitamin K
Pfeffer	*
Pfeffer, grün	Vitamin C
Pfefferminze	
Postelein (Portulak)	Eisen, Magnesium
Radicchio	Eisen, Mangan
Romanasalat	
Rosmarin	Eisen
Rukola (Rauke)	Kalium, Kalzium, Eisen
Safran	
Salbei	Eisen
Sauerampfer	Eisen, Kalium, Magnesium, Zink
Schnittlauch	Eisen, Zink, Vitamin K
Schwarzkümmel	Immunstimulierend
Sellerieblätter	
Thymian	Eisen; der Eisengehalt von 50 g entspricht der empfohlenen Tagesmenge!
Winterkresse	
Ysop	Eisen
Zitronenmelisse	
Zitronenpfeffer	
Zitronenthymian	
Gewürze und Gewürzmischungen von Brecht-Gewürzmühle (Reformhaus)	

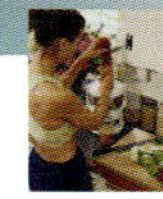

Sonstige Nahrungsmittel

Nahrungsmittel	Plus
Algen	Jod, Kalzium
Blütenpollen	Vitalstoffkonzentrat
Erdmandelflocken (Chufas Nüssli/ Reformhaus)	ballaststoffreich
Frische Walnüsse	Magnesium, Mangan, Fluor
Kanne Brottrunk	B-Vitamine, Mangan, Aminosäuren, Brotmilchsäuren
Kürbiskerne	Magnesium, Eisen, Kupfer, Mangan
Leinsamen	Magnesium, Eisen, Mangan, Vitamin E
Mandeln	Kalzium, Magnesium, Eisen, Mangan, Vitamin E
Mandelmus	Kalzium, Magnesium, Eisen, Mangan
Mohnsamen	Magnesium, Eisen, Zink, Kupfer, Mangan
Ölsaatenmischung (Kürbiskerne, Sesam, Leinsamen, Sonnenblumenkerne/Reformhaus, Naturkostladen)	
Sesam	Kalzium, Magnesium, Eisen, Zink, Kupfer, Mangan
Sonnenblumenkerne	Magnesium, Eisen, Zink, Kupfer, Mangan, Vitamin E
Sonnenblumenkernmus	Magnesium, Eisen, Zink, Kupfer, Mangan
Tahin (Sesammus)	Kalzium, Magnesium, Eisen, Zink, Kupfer, Mangan
Norialgen oder Wakame	
Olivenöl	ungesättigte Fettsäuren, Vitamin E, Vanadium
Sonnenblumenöl	ungesättigte Fettsäuren, Vitamin E, Vanadium
Rapsöl	ungesättigte Fettsäuren, Vitamin E
alle anderen kalt gepressten Öle	

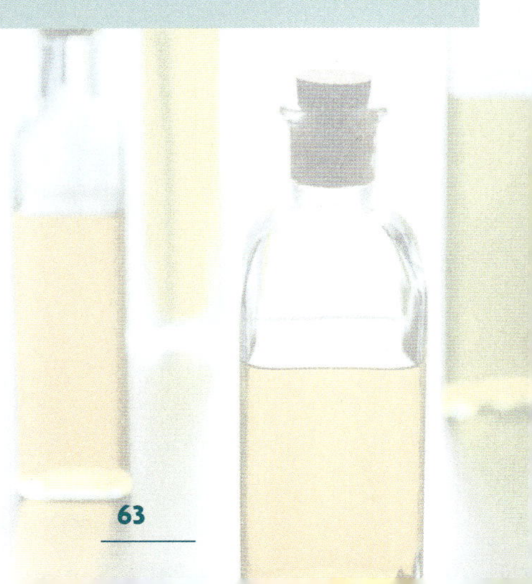

Sprossen und Keimlinge

Sprossen und Keimlinge sind die Stars des Basenfastens. Sie enthalten so viele Vitalstoffe, dass Sie sich um die Versorgung mit Vitaminen, Mineralien, Enzymen und bioaktiven Stoffen keine Sorgen machen müssen, wenn Sie täglich frische Keimlinge essen. Keimlinge enthalten mehr Vitalstoffe als die Samen, denn durch den Keimprozess vervielfacht sich der Vitalstoffgehalt. Und: Frischer können Sie Vitalstoffe nicht bekommen. Bitte beachten Sie: In der gekeimten Form sind Getreide beim Basenfasten erlaubt – sonst nicht.

Frische Keimlinge erhalten Sie in Naturkostläden, auf Wochenmärkten und auch in vielen Supermärkten. Achten Sie dabei aber auf das Haltbarkeitsdatum und schauen Sie sich die Keimlinge ganz genau an, ob Sie auch frisch sind.

Billiger und mit Frischegarantie ist es, sie zu Hause selbst zu ziehen. Sprossenzucht ist eigentlich ganz einfach – im Handel gibt es eine ganze Reihe von Keimgläsern und Keimgerätschaften. Ich bevorzuge das Sprossenglas der Firma Eschenfelder – es ist das einfachste System, leicht zu handhaben und vor allem leicht zu reinigen.

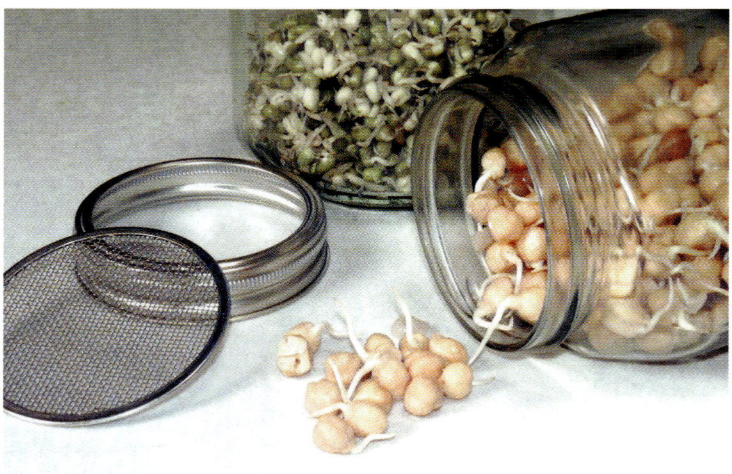

Gut zu wissen

Das alles können Sie keimen

- Alfalfa (Luzerne)
- Amaranth
- Bockshornklee
- Brokkoli: wirkt besonders entgiftend durch bioaktive Stoffe und Vitamin C
- Buchweizen
- Dinkel
- Gerste
- Hafer
- Hirse: enthält besonders viel Silizium
- Kichererbsen
- Kresse: enthält besonders viel Vitamin C
- Leinsamen: enthält viel ungesättigte Fettsäuren
- Linsen
- Mungobohnen: B-Vitamine, Vitamin A, C, E, Kalzium, Eisen, Kalium, Phosphor
- Radieschen
- Reis: gekeimter Reis enthält viel Vitamin C, B-Vitamine, Kalzium, Eisen, Zink, Kalium, Mangan, Phosphor
- Rettich: wirkt entgiftend und entschleimend
- Rukola
- Sesam, ungeschält: enthält besonders viel Kalzium
- Senf: wirkt entgiftend
- Sojabohnen
- Sonnenblumenkerne: enthalten viel ungesättigte Fettsäuren, B-Vitamine, Vitamin D, E, F und K, Proteine, Mangan, Kupfer, Phosphor
- Weizen: viel Vitamin B, Proteine

Vorsicht, wenn Sie Anfängerin sind: Nehmen Sie erst einmal die großen, leicht zu keimenden Samen: Sonnenblumenkerne, Linsen, Kichererbsen. Auf diese Weise ist Ihnen der Keimerfolg sicher. Kleine Samen und schleimende Samen erfordern etwas Erfahrung.

Der Saisonkalender auf der folgenden Seite zeigt Ihnen die Reifezeiten der wichtigsten Obst- und Gemüsesorten. Obst und Gemüse sollten Sie immer dann verzehren, wenn sie Saison haben und reif sind. Nur dann können sie basisch verstoffwechselt werden.

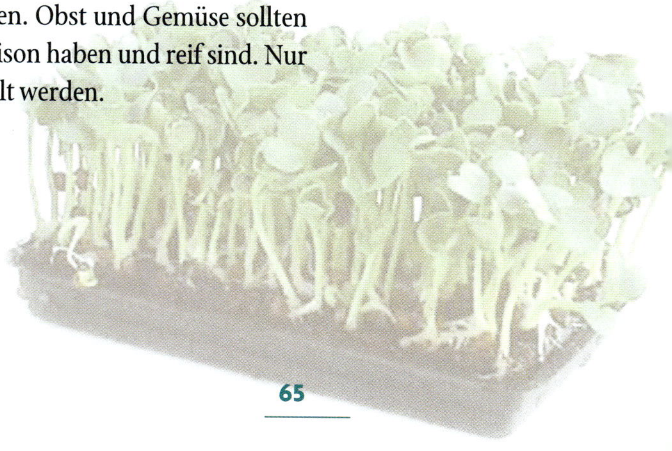

Saisonkalender für Obst und Gemüse

GEMÜSE	JAN	FEB	MÄR	APR	MAI	JUN	JUL	AUG	SEP	OKT	NOV	DEZ
Auberginen												
Bleich-/Staudensellerie												
Blumenkohl												
Busch-, Stangenbohnen												
Brokkoli												
Champignons												
Chicorée												
Chinakohl												
Dicke Bohnen												
Einlegegurken												
Erbsen, grün												
Fenchel												
Grünkohl												
Kartoffeln												
Kohlrabi												
Kürbis												
Mangold												
Meerrettich												
Möhren												
Paprika												
Pastinaken												
Porree/Lauch												
Postelein												
Radieschen												
Rettich												

GEMÜSE	JAN	FEB	MÄR	APR	MAI	JUN	JUL	AUG	SEP	OKT	NOV	DEZ
Rote Beete, Rote Rüben												
Rotkohl												
Salatgurken												
Schwarzwurzeln												
Sellerieknollen												
Spinat												
Steckrüben												
Teltower Rübchen												
Tomaten												
Topinambur												
Weiß-, Spitzkohl												
Wirsing												
Zucchini												
Zwiebeln												

BLATTSALATE												
Bataviasalat												
Eichblattsalat												
Eisbergsalat												
Endiviensalat/Eskariol												
Feldsalat/Rapunzel												
Kopfsalat												
Lollo rosso, L. bionda												
Löwenzahn												
Radicchio												

OBST	JAN	FEB	MÄR	APR	MAI	JUN	JUL	AUG	SEP	OKT	NOV	DEZ
Äpfel												
Aprikosen												
Birnen												
Brombeeren												
Erdbeeren												
Heidelbeeren												
Himbeeren												
Holunderbeeren												
Johannisbeeren												
Kirschen, süß												
Kirschen, sauer												
Mirabellen/Renekloden												
Pfirsiche/Nektarinen												
Pflaumen/Zwetschgen												
Preiselbeeren												
Quitten												

OBST	JAN	FEB	MÄR	APR	MAI	JUN	JUL	AUG	SEP	OKT	NOV	DEZ
Stachelbeeren												
Wasser-/Zuckermelonen												
Weintrauben												
Walnüsse												
Esskastanien												

OBST (NUR IMPORT)												
Ananas												
Apfelsinen												
Avocados												
Bananen												
Clementinen/Satsumas												
Grapefruits												
Kiwis												
Zitronen												

Monate geringerer Angebote – höhere Preise

Monate steigender/fallender Angebote

Monate starker Angebote – geringere Preise

Überwiegend aus einheimischem Freilandanbau

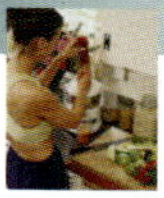

Das Basenfasten-Programm

Basenfasten ist mehr als nur eine oder zwei Wochen 100% basisch leben. Regelmäßige Darmreinigung, Erholung und Bewegung gehören ebenfalls mit dazu, um richtig zu entsäuern.

Das Basenfasten-Programm für Sie

- **Frühstück:** Frisches Obst ist das ideale Frühstück. Je nach Lust und Laune können Sie einfach eine Banane oder einen Apfel essen oder aber sich ein leckeres basisches Müsli zubereiten. Ein frisch gepresster Saft ist ein besonders vitalstoffreicher Energieschub am Morgen.
- **Mittagessen:** Der tägliche Salat – mit vielen frischen Kräutern – gehört auf den Mittagstisch. Wenn Ihnen ein Salat nicht ausreicht, können Sie im Anschluss noch eine kleine Gemüseportion roh oder gekocht essen. Bitte keine zu große Portionen.
- **Abendessen:** Gestalten Sie das Abendessen – bis 18 Uhr – bitte nicht zu üppig. Je nach Jahreszeit bieten sich Gemüsesüppchen oder ein kleines gedünstetes Gemüsegericht an.
- **Zwischenmahlzeiten:** Wenn Sie zwischendurch Hunger oder Knabbergelüste bekommen, dann trinken Sie erstmal einen Schluck Wasser oder Kräutertee. Erst wenn das nicht ausreicht, können Sie einige Mandeln, Trockenfrüchte oder Oliven essen.
- **Getränke:** Trinken Sie 2–3 Liter pro Tag Quellwasser, je nach Jahreszeit warm oder kalt. Auch stark verdünnte Kräutertees sind ein ideales Getränk.
- **Darmreinigung:** Reinigen Sie Ihren Darm alle 2–3 Tage mit Glaubersalz, mit einem Einlauf oder mit Colon-Hydro-Therapie – auch dann, wenn Sie während des Basenfastens jeden Tag Stuhlgang haben.
- **Bewegung:** Überlegen Sie sich rechtzeitig Ihr tägliches Bewegungsprogramm. 30–45 Minuten sollten Sie dafür einplanen. Wenn Sie ein Bewegungsmuffel sind, dann steigern Sie Ihre sportliche Aktivität langsam – Schwimmen, Gehen und Walken sind gute Anfängermethoden.
- **Sonstige Maßnahmen:** Schaffen Sie sich Erholungsinseln in Ihrem Alltag – ein Spaziergang im Wald – eine Ayurvedamassage – ein Basenbad am Abend. Und: Machen Sie Stress-Inventur! Wo sitzen die Stressoren in Ihrem Leben? Führen Sie Buch darüber – gehen Sie den Ursachen auf den Grund und stellen Sie ein Anti-Stress-Programm auf.

Gut zu wissen

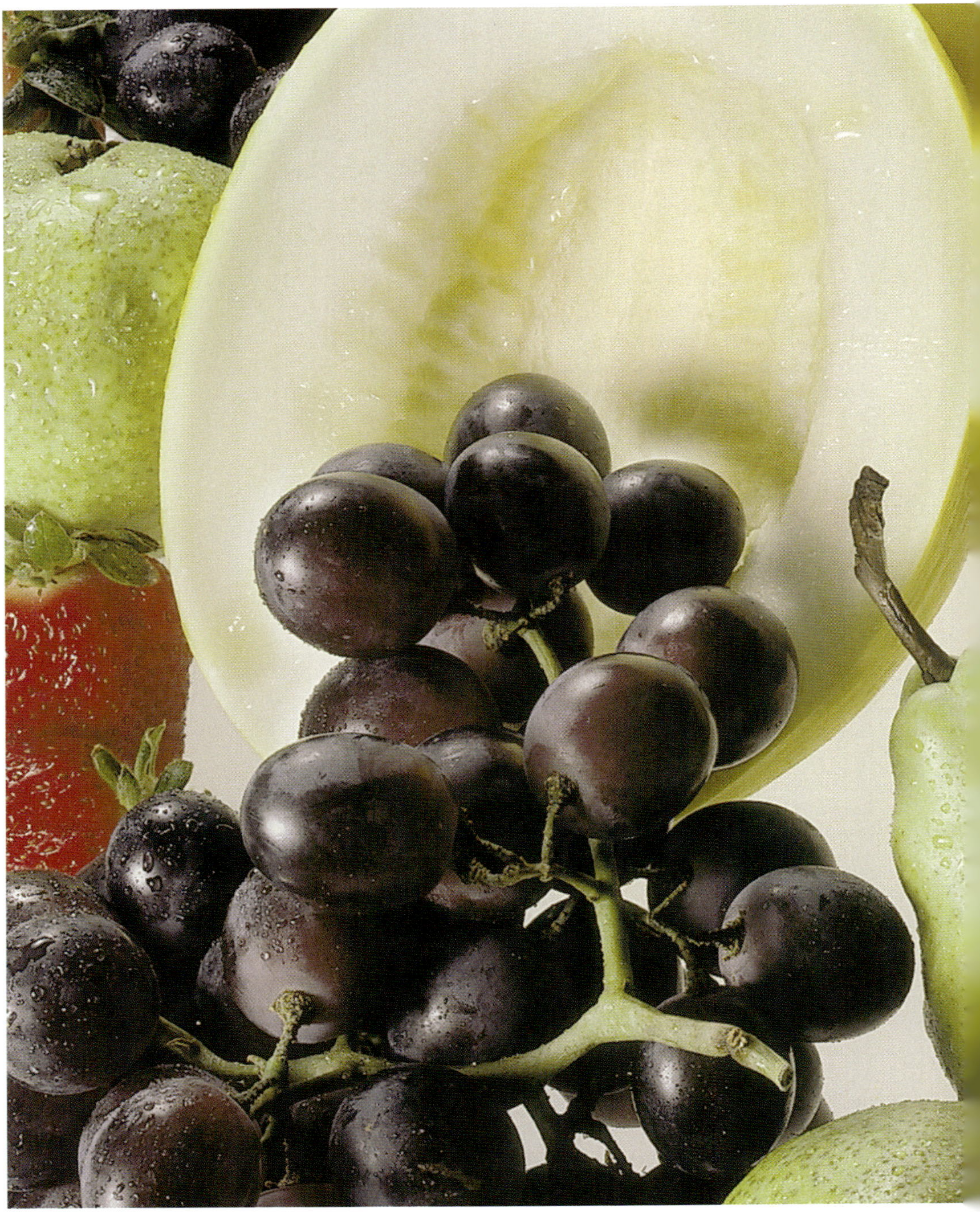

Basische Rezepte für alle Gelegenheiten

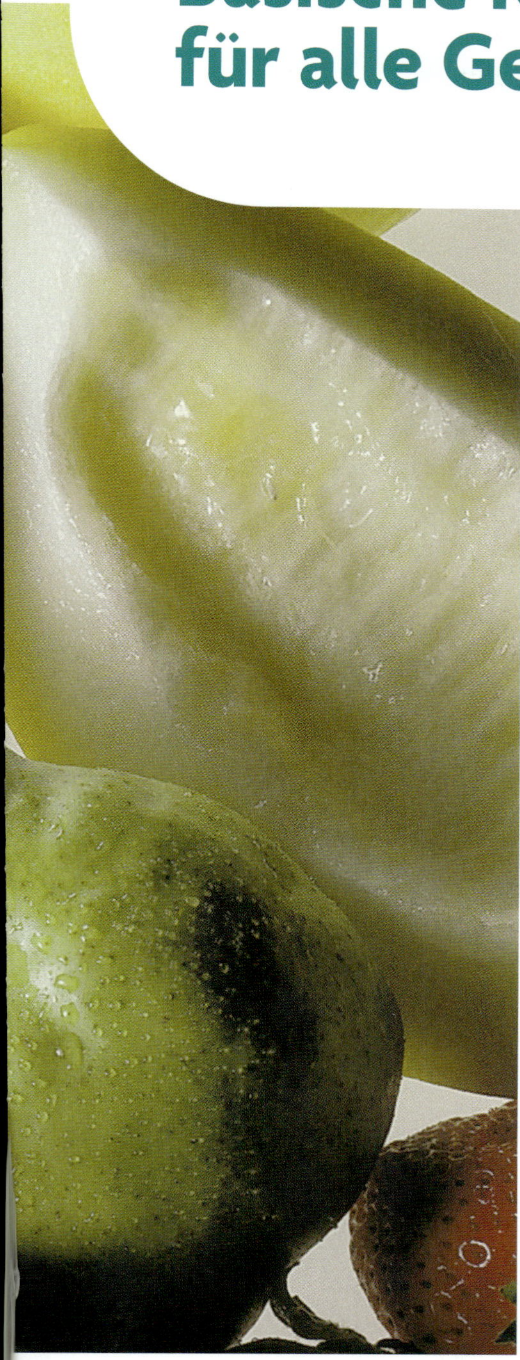

Hier im Rezeptteil dieses Buches finden Sie eine Auswahl 100% basischer Gerichte. Es sind mehr Rezepte, als Sie für eine Woche benötigen, damit Sie eine Auswahl treffen können, die Ihrem persönlichen Geschmack und Bedürfnis entspricht.

Basenfasten in jeder Lebenssituation

INFO

Basenfasten ist sehr einfach und erfordert keine besonderen Vorkenntnisse.

Sie können die Basenfastenwoche so gestalten, dass sie sich ohne Mühe in Ihre persönliche Alltagssituation einbauen lässt. Sie können diese Woche aber auch dazu benutzen, um sich vom „basischen Denken" inspirieren zu lassen. Das bedeutet, dass Sie eine Menge „neuer" Lebensmittel und Zubereitungsarten kennenlernen und so während der Basenfastenwoche eine genüssliche Entdeckungsreise in die Gemüsewelt machen.

Ich habe bewusst einige basische Lebensmittel verwendet, die wenig bekannt sind. Schließlich ist Basenfasten ein Gesundheitserlebnis, weshalb wir unser erstes Buch auch so genannt haben. Und zu einem echten Erlebnis gehört, dass man unbekannte Dinge kennenlernt. Sie können auch mit ganz gewöhnlichen Karotten, Kartoffeln, grünen Salaten, Kresse, Bananen und Äpfeln basenfasten und dabei wunderbar entsäuern. Wenn Sie aber von Limonenseitlingen, Urkarotten, von Leinsamenkeimlingen und von Kapuzinerkresseblüten lesen, wenn Sie das Besondere lieben und die Vielfalt in Ihrer Küche auf gesunde Weise erweitern wollen, dann sind Sie herzlich zum Kennenlernen eingeladen.

Sie haben außerdem die Möglichkeit, schnelle Gerichte oder solche, die einen höheren Zeitaufwand erfordern, auszuwählen. Legen Sie sich einige basische Grundnahrungsmittel (s. Seite 74) zurecht, so dass Sie während der Woche flexibel sind und bei unvorhergesehenen Situationen schnell etwas anderes kochen können.

INFO

Basische Alternativen schaffen Flexibilität.

Beispiel: Ich wollte Brokkolipüree mit Karotten machen und komme mal wieder eine Stunde später in die Mittagspause als geplant. Altnernative: Ich gare einige Kartoffeln im Gemüsedämpfer und esse sie mit Olivenpaste (aus dem Glas). Oder: Ich habe abends keine Lust mehr, viel zu kochen – ein bis zwei Gemüsebrühwürfel und zwei oder mehr Kartoffeln, geschält und in Scheiben geschnitten, ergeben in wenigen Minuten eine wärmende Suppe für den Abend. Sie kocht allein vor sich hin und ich kann in der Zwischenzeit meine Post lesen oder eine Hausarbeit erledigen.

INFO

Auch Kinder essen solche einfachen Gerichte oft gerne.

Basenfasten als Single

Die Mengenangaben für die Rezepte in diesem Buch sind für zwei Personen berechnet. Manche Rezepte sind zu aufwändig, um sie nur für eine Person zuzubereiten. Wenn Sie beispielsweise das Brokkolipüree machen wollen, dann können Sie die Menge für zwei Personen zubereiten, die Hälfte davon mittags verzehren und abends den Rest des Pürees mit etwas Gemüsebrühe verdünnen – und Sie erhalten eine Brokkolicremesuppe als Abendessen.

Schnelle Rezepte für Singles finden Sie in meinem Buch: „Basenfasten: Das 7-Tage-Programm für Eilige". Hier finden Sie auch eine Menge Tipps, wie Sie Basenfasten im Büro und unterwegs praktizieren können.

Basenfasten mit dem Partner

Wenn Sie es sind, die zu Hause kocht – was heute keine Selbstverständlichkeit mehr ist – dann sprechen Sie mit Ihrem Partner ab, ob Sie die Basenfastenwoche zusammen machen wollen. Auch Männer achten zunehmend auf ihre Gesundheit oder zumindest auf ihre Linie. Falls Ihr Partner so gar nicht bereit dazu ist, dann können Sie trotzdem zusammen essen: Bereiten Sie sich Ihr basisches Gericht – er kann sich Sahne, Käse oder ein Stück Fleisch dazu machen. Man kann Basenfasten sehr flexibel in den Alltag einbauen – auch wenn man Kinder hat.

Ein gesundes Obstfrühstück – das schmeckt auch dem Partner.

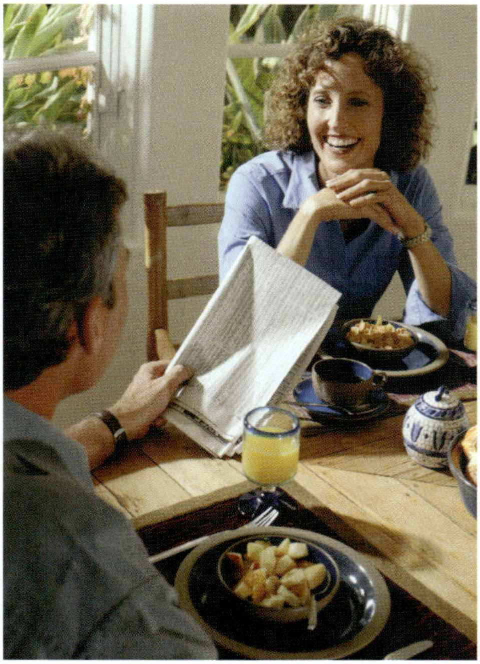

Basenfasten mit Kindern

INFO

Grundsätzlich sollten Kinder während der Wachstumszeit nur in Ausnahmefällen basenfasten.

Reines Basenfasten ist für Kinder nur in Ausnahmefällen geeignet. Das ein oder andere basische Essen zwischendurch schadet Kindern jedoch auf keinen Fall. Kinder, die übergewichtig sind, können ohne weiteres die eine oder andere Woche basenfasten. Und auch hier muss es nicht unbedingt ein 100% basisches Essen sein – überwiegend Obst und Gemüse essen und dabei Süßigkeiten und Limonaden weglassen bringt schon viel. Übergewicht bei Kindern ist in fast allen Fällen durch Fehlernährung und Bewegungsmangel bedingt. Selten sind angeborene Stoffwechselstörungen die Ursache dafür. Hier geht es in erster Linie um eine langfristige Umstellung der Ernährung, damit auf Dauer ein normales Körpergewicht erreicht wird.

Überwiegend basische Ernährung wirkt gesundheitsfördernd und gewichtsregulierend. Auch für normalgewichtige Kinder sollte daher der Obst- und Gemüseanteil in der täglichen Nahrung so hoch wie möglich sein. Kinder mögen jedoch leider oft weder Salat noch Gemüse – aber es gibt da einige Tricks…

Gut zu wissen

Sind Ihre Kinder Gemüsemuffel?

Kinder dazu zu bringen, Obst zu essen, ist nicht so schwer. Aber Kinder zum Gemüse essen zu bewegen, gestaltet sich oft nicht so einfach – zumal auch Väter von „nur“ Gemüse selten begeistert sind. Da ich zwei Jungs von höchst unterschiedlicher Essensneigung habe, weiß ich, wovon ich rede. Daher mein Tipp: Bereiten Sie trotzdem gesunde Gerichte und lassen Sie ab und zu bewusst einige Säuresünden zu.

Die meisten Kinder essen sehr gerne Obst und trinken gerne Säfte. Wenn Sie Ihren Kindern morgens einen frisch gepressten Saft oder einen frischen Obstsalat anbieten, werden Sie selten eine Ablehnung erfahren. Das ist schon mal ein gesunder Start in den Tag.

Probieren Sie mit Salaten und Gemüsegerichten so lange, bis Sie herausgefunden haben, was Ihre Kinder essen. Viele Kinder essen gerne Kartoffeln – und damit lassen sich viele leckere Gerichte zubereiten.

Wenn Sie ein neues (Gemüse-)Gericht ausprobieren, erwähnen Sie es nicht extra – je „cooler“ Sie vor Ihren Kindern Ihre Ernährungsweise vertreten, umso selbstverständlicher wird sie akzeptiert.

Interessanterweise ertappe ich mich selbst immer wieder dabei, wie ich vorgefertigte Meinungen über die Ernährungsvorlieben meiner Kinder habe. So war ich vor einigen Jahren erstaunt darüber, dass mein so gerne Fleisch essender Sohn Matteo eine einfache, rein basische Kartoffelsuppe superlecker fand und sie bis heute liebt. Sobald ich allerdings etwas Petersilie dazu gebe, mag er sie nicht mehr. Neulich erklärte er, dass er immer nur eine Gemüsesorte mag – sobald mehrere Gemüse in einem Gericht sind, schmeckt es ihm nicht mehr.
Kinder mögen es, wenn Kartoffeln, Kohlrabi, Karotten oder anderes Gemüse in Form von langen Spaghetti auf dem Teller liegen. Daher sollten Sie sich die Anschaffung einer Gemüsespaghettimaschine (z. B. Lurch Spirali) überlegen. Allein schon die Zubereitung macht Kindern Spaß.

TIPP

Wenn Sie keine Gemüsespaghettimaschine haben, können Sie die Gemüse auch in ganz dünne Steifen schneiden oder mit der Gemüsereibe hobeln.

Wenn Sie selbst gerade basenfasten und dabei für Ihre Familie kochen müssen, dann lässt sich das prima kombinieren:

- Zum Frühstück bekommt jeder Obst; wem das nicht reicht, der kann danach ein Brot essen und Sie bleiben eben beim Obst.
- Zu Mittag bereiten Sie für sich und die Familie einen großen Salat und ein basisches Gemüsegericht zu. Für Ihre Familie können Sie je nach Gericht Nudeln, Fisch oder Fleisch zubereiten mit dem basischen Gemüse als Beilage. Sie selbst essen das basische Gemüse als Hauptgericht. Machen Sie ruhig etwas mehr Gemüse und etwas weniger Fleisch – auf diese Weise mogeln Sie einen höheren Basenanteil ins Essen.

Und nach dem Basenfasten? Bauen Sie immer einen hohen Basenanteil in die Mahlzeiten für Sie und Ihre Familie ein. Beispiel:

- Servieren Sie als Vorspeise immer einen großen bunten Salat – der nimmt schon mal den ersten Hunger.
- Servieren Sie Fleisch mit einer großen Portion Gemüse und halten Sie die Fleischmenge in Grenzen. Das kann anfangs zu Rebellionen führen, da aber der Mensch ein Gewohnheitstier ist, legt sich der Protest erfahrungsgemäß nach einiger Zeit. Wichtig ist, dass Sie die Nerven behalten – und darin haben wir Frauen doch Übung.

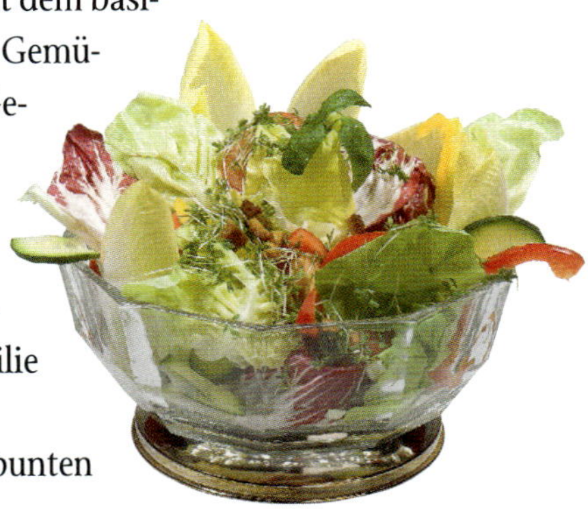

Ein großer bunter Salat vor jeder Mahlzeit erhöht den Basenanteil.

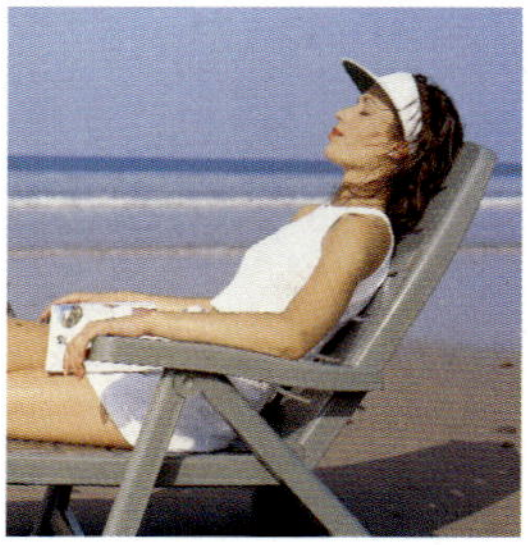

Planen Sie für Ihre Basenfastenwoche doch einfach eine Urlaubswoche ein – und zwar lieber in einer Ferienwohnung als zu Hause, damit Sie einmal wirklich Zeit für sich selbst haben.

Basenfasten für Berufstätige

Berufstätig und dann noch Familie – so geht es wohl den meisten Frauen. Und dann noch Basenfasten? Das ist mit Sicherheit eine der größten Herausforderungen – aber keine Panik: Basenfasten heißt auch, dass die Küche viel einfacher wird – Sie müssen nicht grammgenau nach Kochrezept vorgehen. Sie können ganz flexibel aus der Liste der basischen Lebensmittel das aussuchen, worauf Sie Lust haben. In meinem Buch „Basenfasten: Das 7-Tage-Programm für Eilige" finden Sie eine Menge Tipps, wie Sie mit Basenfasten nahezu jede Alltagssituation meistern können.

Und wenn die Familie rebelliert und Ihnen der Stress des Basenfastens neben ihrer beruflichen Anforderung doch zu groß ist: Bleiben Sie cool – machen Sie alleine Basenfasten – es geht schließlich um Ihre Gesundheit.

Die basische Grundausstattung

INFO

Bei den Rezepten ist die Jahreszeit angegeben, zu welcher die Zutaten zu haben sind: F (Frühling), S (Sommer), H (Herbst), W (Winter).

Wenn Sie zum ersten Mal basenfasten, dann sollten Sie sich die folgende basische Grundausstattung besorgen. So haben Sie immer etwas basisches griffbereit, wenn Sie einmal spät nach Hause kommen und keine Zeit mehr hatten, einzukaufen. Legen Sie sich die basische Grundausstattung zurecht, die Ihrem persönlichen Geschmack entspricht und achten Sie bei der Auswahl der Obst- und Gemüsesorten auf die Jahreszeit.

Gut zu wissen

Diese Lebensmittel eignen sich als Basenvorrat

- 1– 2 kg Kartoffeln
- Äpfel
- Bananen
- 1–2 Zitronen
- 1 Glas grüne oder schwarze Oliven
- 1 Glas Olivenpaste (Rapunzel/Naturkostladen) oder Pesto ohne Knoblauch (La Selva/Naturkostladen)
- 1 Glas Rote Bete milchsauer vergoren (Eden/Reformhaus)
- Mandeln
- Mandelmus
- Verschiedene Sorten Trockenobst
- Mineralienarmes Wasser in großen Mengen
- Kräutertees (Lebensbaum/Naturkostladen)

Kräutertees sollten weder Roiboos noch Früchte enthalten! Roiboos kann in größeren Mengen den Kreislauf schwächen.

Wenn Sie Lust bekommen haben, Ihre Küche dauerhaft auf basischeres und damit auf gesünderes Essen umzustellen, dann gibt es einige Küchenhilfen und -geräte, deren Anschaffung sich lohnt. Das wichtigste Gerät in der basischen, gemüseschonenden Küche ist der Dampfgarer.

Damit können Sie jedes Gemüse schnell und besonders vitalstoffschonend zubereiten. Der Dampfgarer besteht aus einem Topf und einem Sieb, das in den Topf hineingestellt wird. Das Gemüse liegt auf dem Sieb, nicht im Wasser, und wird nur durch den Wasserdampf gegart. Da die Wassermenge sehr gering ist, verkürzt sich der Garvorgang. Es gibt auch faltbare Siebe zum Einhängen in jeden Topf zu kaufen. Sie sind viel preiswerter, aber etwas schlechter zu reinigen.

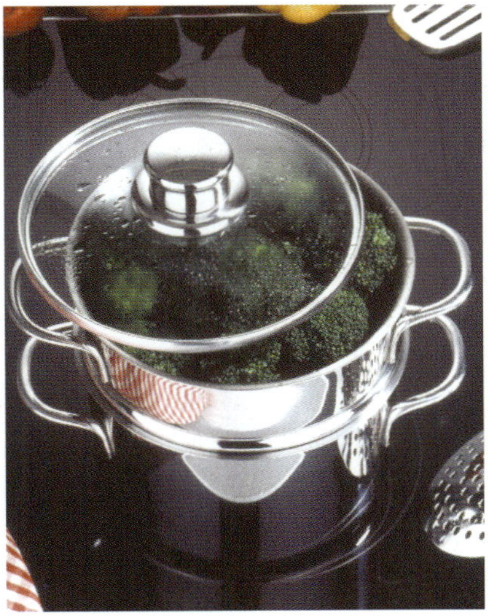

Gemüsedämpfer gibt es in allen Kaufhäusern und Haushaltsgeschäften.

Grundrezept für den Dampfgarer

Gut zu wissen

Verschiedene Gemüse nach Lust und Jahreszeit auswählen, schälen, waschen und in der gewünschten Form klein schneiden. Den Boden des Gemüsedämpfers mit etwa 1/2 l Wasser bedecken. Das kleingeschnittene Gemüse in den Siebteil des Gemüsedämpfers geben – das Gemüse darf nicht in dem Wasser liegen. Nun wird der Topf erhitzt, damit das Wasser kochen kann und damit das Gemüse gegart, bis es bissfest ist – meist in wenigen Minuten.

Auch eine Gemüsebürste ist eine unverzichtbare Anschaffung. Eine Trüffelreibe oder ein sehr feiner Gemüsehobel ist besonders für Rohkostgerichte gut, denn das Aroma der Gemüse wird dadurch intensiver. Wenn Sie Kinder haben, ist die Anschaffung eines guten Entsafters (z.B. Champion, Greenstar) und einer Gemüsespaghettimaschine (z. B. Lurch Spirali) zu überlegen.

Das Wichtigste zum Schluss: Denken Sie an die 10. Wacker-Regel und kauen Sie gründlich! Können Sie das nicht? Dann gibt es einige Tricks, wie es leichter geht.

Gut zu wissen

Tricks für's gründliche Kauen

- Achten Sie darauf, dass die Obst- und Gemüsestücke nicht zu groß geraten.
- Nehmen Sie sich nur eine kleine Portion auf den Teller.
- Nehmen Sie immer nur kleine Portionen auf den Löffel oder auf die Gabel.
- Konzentrieren Sie sich auf das Essen.
- Wenn Sie einen frisch gepressten Saft trinken, dann sollten Sie ihn langsam im Mund „zergehen" lassen – das ist wie Kauen.

Wenn Sie das Bedürfnis haben, noch mehr rein basische Rezepte kennen zu lernen, dann ist unser Basisbuch: „Gesundheitserlebnis Basenfasten" das ideale Buch für Sie. Sie finden dort über 80 rein basische Rezeptideen, für jeden Schwierigkeitsgrad und für alle Bedürfnisse. Sogar vier rein basische Menüvorschläge für Gäste, für jede Jahreszeit ein Menü, finden Sie in unserem Basisbuch. Diese Rezepte sind auch bestens geeignet für einen Basentag zwischendurch, wenn Sie hin und wieder einen rein basischen Entlastungstag einlegen möchten.

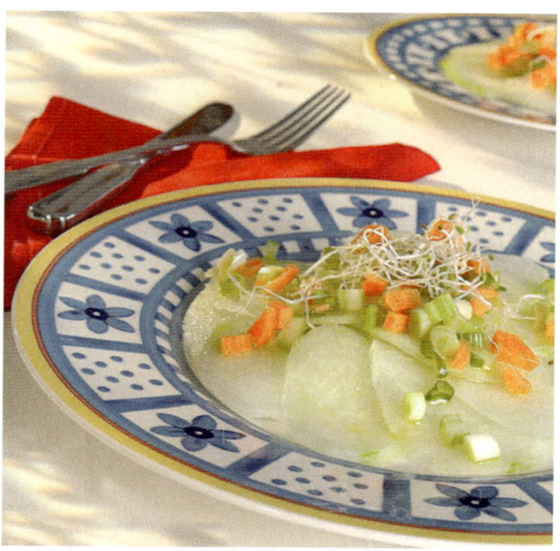

Beim Basenfasten gibt es jede Menge leckere Gerichte – lassen Sie sich inspirieren und werden Sie kreativ!

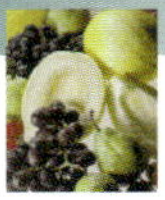

Basische Frühstücksideen

Die folgenden Frühstücksideen lieben auch Kinder sehr. Probieren Sie es aus. Selten bekommt man Probleme, wenn man Kindern leckere Obstsalate, Shakes oder frisch gepresste Säfte vorsetzt.

Obstsalate

Ananas-Himbeer-Frühstück (S)

- Zubereitungszeit: 5 Minuten
- Zutaten für 2 Personen: 1 kleine reife Flugananas, $^1/_2$ Schale Himbeeren, einige Blättchen frische Zitronenmelisse
- Zubereitung: Die Ananas schälen und in kleine Stückchen schneiden, die Himbeeren vorsichtig waschen, abtropfen lassen und über den Ananasstückchen verteilen. Mit Zitronenmelisseblättchen verziert servieren. Schmeckt köstlich.

TIPP

Wenn Sie Obst direkt essen und nicht als Saft zu sich nehmen, sollten Sie bitte daran denken, dass Sie es lange und gründlich kauen!

Gut zu wissen

Was ist „Flugobst"?

Flugmangos oder Flugananas werden im Flugzeug angeliefert, haben so einen kürzeren Reiseweg und können entsprechend reif geerntet werden. Flugananas sind inzwischen auf allen Wochenmärkten zu bekommen, Flugmangos findet man noch nicht allzu oft. Sie können auch eine auf dem Schiffsweg eingeführte Mango kaufen. Achten Sie aber darauf, dass sie schön gelb und reif ist.

Brombeer-Pfirsich-Frühstück (H)

- Zubereitungszeit: 5 Minuten
- Zutaten für 2 Personen: 2 reife Pfirsiche oder Nektarinen, 2 Handvoll reife Brombeeren
- Zubereitung: Die Pfirsiche waschen, entkernen und in kleine Stücke schneiden. Die Brombeeren waschen, abtropfen lassen und über die Pfirsiche verteilen.

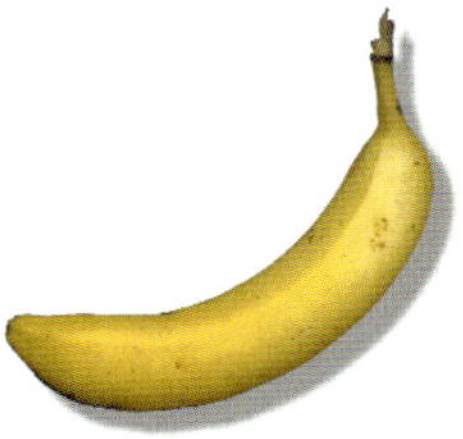

Wenn Sie viel Hunger haben, können Sie auch eine Banane dazuschneiden.

INFO

Es gibt viele verschiedene Mangoarten. Eine besonders leckere Sorte ist „Ameli", eine kurzfaserige Mangosorte.

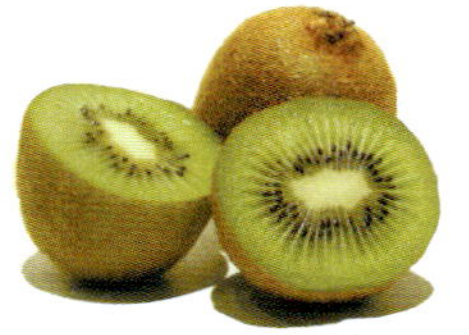

Flugmango mit Kiwi (W, F)

- Zubereitungszeit: 5 Minuten
- Zutaten für 2 Personen: 1 Flugmango, 2 Kiwis, 1 Esslöffel Mandelblättchen, einige frische Blättchen Zitronenmelisse
- Zubereitung: Die Flugmango waschen, schälen und in kleine Stücke schneiden. Die Kiwis waschen, schälen, halbieren und in Scheiben schneiden. Beide Obstsorten mischen und mit den Mandelblättchen vermengen. Mit den Zitronenmelisseblättern verzieren.

Sommerliche Melonenfruchtschale (S)

- Zubereitungszeit: 8 Minuten
- Zutaten für 2 Personen: 1 kleine reife Netzmelone, 1 Handvoll frische Himbeeren, 1 Handvoll frische Heidelbeeren, einige frische Pfefferminzblätter
- Zubereitung: Die Melone achteln, schälen, die Kerne im Innern mit einem Löffel herausschälen und das Fleisch in kleine Stücke schneiden. Die Beeren und die Pfefferminzblätter waschen, abtropfen lassen und vorsichtig mit den Melonen vermengen.

Müsli

Wenn Sie morgens der Hunger aus dem Bett treibt, dann ist neben dem Obstfrühstück auch ein basisches Müsli eine gute Alternative. Beim basischen Müsli verwenden Sie Erdmandelflocken anstelle der sonst üblichen Haferflocken, Cornflakes oder Crunchys.

Gut zu wissen

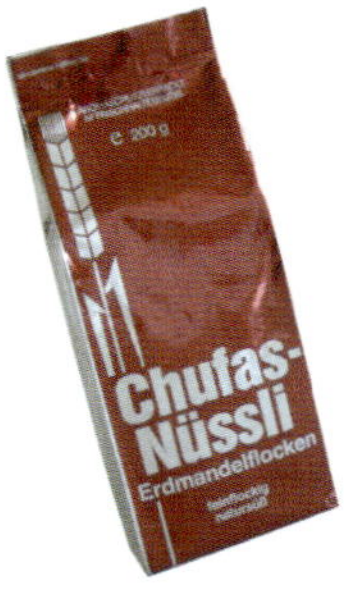

Was sind Erdmandelflocken?

Erdmandelflocken sind unter dem Namen Chufas Nüssli im Handel erhältlich (s. Bezugsquellen, Seite 149). Es sind Wurzelknöllchen, die vom Aussehen und vom Geschmack her an Mandeln erinnern. Sie schmecken so angenehm süß, dass man sie auch pur essen kann. Sie enthalten viele Ballaststoffe, Vitamin E und B-Vitamine.

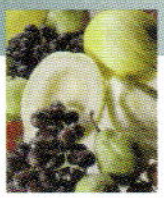

Basisches Müsli (F, S, H, W)

- Zubereitungszeit: 10 Minuten
- Zutaten für das Grundrezept: 1 Banane, 1 Apfel oder anderes Obst der Saison, 2 Teelöffel Chufas Nüssli, Saft einer halben Zitrone, 1 Esslöffel Mandelblättchen
- Zubereitung: Banane zerdrücken, einen geriebenen Apfel oder anderes Obst (je nach Saison) dazu geben. Die Mandelblättchen zusammen mit den Erdmandelflocken unter das Obst mischen. Den Zitronensaft dazu geben und ein wenig durchziehen lassen.

Varianten

- Sie können das basische Müsli in seiner Zusammensetzung beliebig variieren. Verwenden Sie 1–3 Obstsorten, die zur Jahreszeit passen. Im Sommer und im Frühherbst haben Sie natürlich die größte Auswahl: Erdbeeren, Himbeeren, Heidelbeeren, Kirschen, Stachelbeeren, Äpfel, Birnen, Pfirsiche, Nektarinen, Mirabellen, Pflaumen, Feigen usw. Im Februar oder März – in der eigentlichen Fastenzeit – ist die Obstauswahl etwas eingeschränkter: außer Bananen, Orangen und Äpfel können Sie aber auch Trockenfrüchte verwenden.
- Anstelle der Mandeln können Sie auch einen Teelöffel Mandelmus verwenden.
- Anstelle der Chufas Nüssli schmecken auch einige Sonnenblumenkerne, Blütenpollen oder 2 Teelöffel geschroteter Leinsamen sehr lecker. Auch milde Sprossensorten wie etwa Linsenkeimlinge schmecken hervorragend im Müsli.

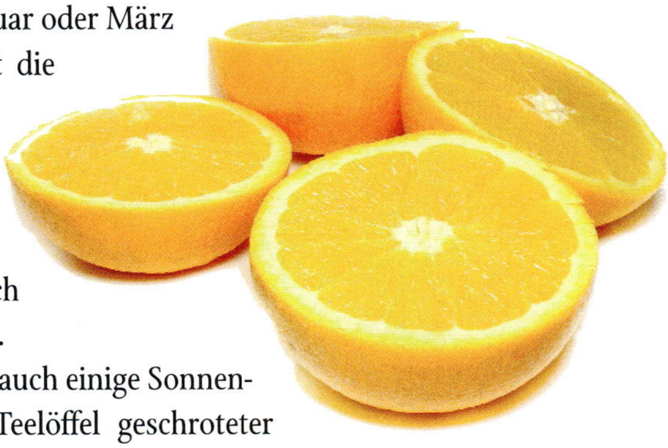

Fruchtshakes – gutes Frühstück für Kinder

Fruchtshakes sind eine köstliche Erfrischung zum Frühstück oder als Zwischenmahlzeit am Vormittag, wenn Sie keinen Entsafter haben. Sie lassen sich mit einem Mixer schnell zubereiten.

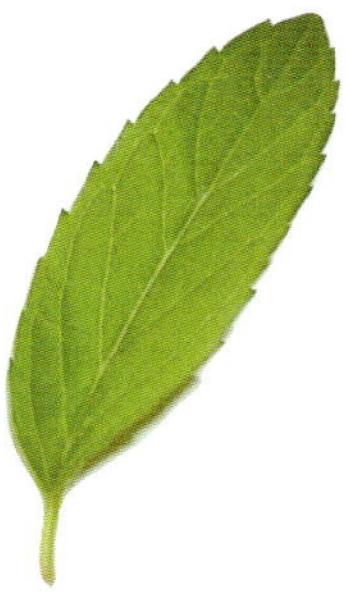

Ananasshake mit Minze und Kiwi (W, F)

- Zubereitungszeit: 5 Minuten
- Zutaten für 2 Personen: 1 reife Flugananas, 3 reife Kiwis, einige Blätter frischer Pfefferminze
- Zubereitung: Die Ananas schälen, den Strunk entfernen und in den Mixer geben. Die Kiwis und die Pfefferminzblätter ebenfalls in den Mixer geben.

Mangoshake (W, F)

- Zubereitungszeit: 5 Minuten
- Zutaten für 2 Personen: 2 reife Mangos (falls möglich Flugmangos), 2 mittelgroße Saftorangen oder 2 Minneolas
- Zubereitung: Die Mangos schälen, den Kern entfernen und in den Mixer geben. Die Saftorangen mit einer Zitruspresse entsaften und den Saft nach und nach zu den Mangos in den Mixer geben und vermischen.

Gut zu wissen

Was sind Minneolas?

Minneolas sind eine Kreuzung aus Orangen und Mandarinen. Sie haben besonders viel Saft und ein köstliches Orangen-Mandarinen-Aroma. Anders als Orangen sind sie nur in den Wintermonaten zu bekommen. Sie finden Sie auf Wochenmärkten und in gut sortierten Gemüsegeschäften – auch häufig in türkischen Lebensmittelgeschäften.

Allergiker sollten mit Säften und Shakes, die Zitrusfrüchte enthalten, zurückhaltend sein. Der Stoffwechsel kann bei Allergien größere Mengen an Zitrusfrüchten nicht basisch verstoffwechseln.

Frisch gepresste Säfte

Wenn Sie morgens nicht so hungrig sind, dann ist ein frisch gepresster Saft ideal. Trinken ist nicht so anstrengend wie kauen und ein frisch gepresster Saft ist sehr erfrischend und ein echter Muntermacher.

Gut zu wissen

Macht nur Kaffee am Morgen wach?

Jahrelang war ich überzeugt davon, dass ich ohne Kaffee das Haus niemals verlassen könnte. Seit vielen Jahren beginne ich den Morgen mit einer Tasse heißem Wasser oder Ingwertee und esse später etwas Obst oder trinke einen frisch gepressten Saft. Inzwischen kann ich früh am Morgen gar keinen Kaffee mehr trinken und mir gar nicht mehr vorstellen, wie ich morgens ohne ihn nicht auskommen konnte.

Frisch gepresster Saft liefert Ihnen Vitamine und Mineralien pur, wenn Sie einen guten Entsafter benutzen. Denn die Saftqualität ist nicht bei jeder Methode gleich. Die herkömmlichen Entsafter zerstören durch die Hitzeentwicklung einen Teil der Vitamine. Auch ist die Saftausbeute nicht gut genug. Besonders vitalstoffschonend arbeiten Entsafter wie der „Champion“ oder „Greenstar“. Die Saftausbeute ist sichtbar größer und die bessere Saftqualität können Sie schmecken! Mit beiden Entsaftern können Sie beliebig große Saftmengen herstellen – für die ganze Familie – ohne, dass Sie zwischendurch das Gerät säubern müssen. Entsaften geht außerdem ganz schnell. Bauen Sie abends den Entsafter zusammen, waschen Sie das Obst und das Gemüse am Abend – so müssen Sie es am Morgen nur noch grob zerkleinern und in den Entsafter geben. In wenigen Minuten haben Sie einen leckeren Vitamincocktail, der Sie munter macht.

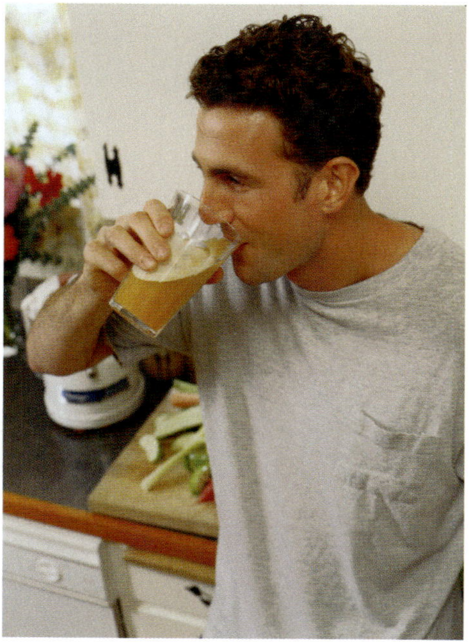

Einen frisch gepressten Saft trinken nicht nur Kinder gern.

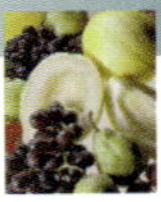

INFO

Wenn Sie Birnen aus biologischem Anbau verwenden, müssen Sie die Schale nicht entfernen.

Ananas-Birnensaft (S, H)

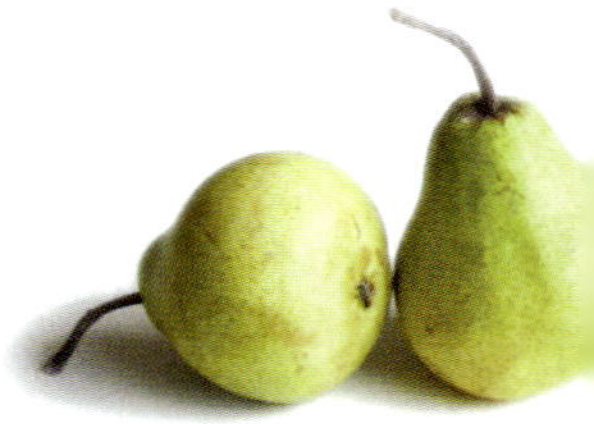

- Zubereitungszeit: 5 Minuten
- Zutaten für 2 Personen: 3 Birnen, 1 mittelgroße Ananas, einige Blättchen Zitronenmelisse
- Zubereitung: Die Ananas schälen und in grobe Stücke schneiden, die in den Entsafter passen. Die Birnen waschen, entkernen und in grobe Schnitze schneiden. Die Ananasstücke und die Birnenschnitze in den Entsafter geben und entsaften. Mit den Zitronenmelisseblättchen verziert servieren.

Saft von schwarzen Johannisbeeren und Äpfeln (S, H) – Vitamin C pur

- Zubereitungszeit: 9 Minuten
- Zutaten für 2 Personen: 5 Äpfel, 1/2 Schale schwarze Johannisbeeren – beides möglichst aus biologischem Anbau
- Zubereitung: Die Äpfel waschen und mit einem Apfelteiler zerkleinern und entkernen. Die schwarzen Johannisbeeren waschen und abtropfen lassen. Abwechselnd Apfelstücke und schwarze Johannisbeeren in den Entsafter geben. Da die Johannisbeeren sehr weich und saftreich sind, müssen Sie eine etwas längere Entsaftungszeit einplanen.

ACE-Saft mit schwarzen Johannisbeeren (S)

- Zubereitungszeit: 9 Minuten
- Zutaten für 2 Personen: 3 Äpfel, 2 Karotten, 1/2 Schale schwarze Johannisbeeren, 1 Esslöffel Sesamöl oder ein Esslöffel Sesamsaat
- Zubereitung: Die Äpfel waschen und mit einem Apfelteiler zerkleinern und entkernen. Die schwarzen Johannisbeeren waschen und abtropfen lassen. Abwechselnd Apfelstücke und schwarze Johannisbeeren in den Entsafter geben. Das Öl unterrühren. Wenn Sie Sesamsaat verwenden, können Sie die Samen mit den Apfel- und Karottenstücken in den Entsafter geben.

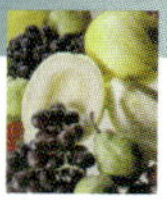

Vitamin-C-Drink mit Jostabeeren (S)

- Zubereitungszeit: 9 Minuten
- Zutaten für 2 Personen: 1 Schale Jostabeeren, 1 Apfel, 1 Karotte, 1 Esslöffel Sonnenblumenkerne
- Zubereitung: Die Jostabeeren waschen, abtropfen lassen. Den Apfel waschen und mit einem Apfelteiler zerkleinern. Die Karotte waschen, den Strunk entfernen und in große Stücke schneiden. Alle Zutaten abwechselnd in den Entsafter geben, damit die weichen Jostabeeren keinen „Saftstau" verursachen. Sie brauchen etwas länger, bis sie ganz entsaftet sind, was durch die härtere Karotte etwas abgefangen wird.

INFO

Jostabeeren sind eine Kreuzung aus Johannis- und Stachelbeere

Zwischenmahlzeiten

Zwischenmahlzeiten müssen nicht sein. Wenn Sie der Hunger plagt – meist sind es nur Gelüste – dann greifen Sie erst mal zu Ihrer Wasserflasche oder zu einem Tee und trinken Sie ein wenig. Meist beruhigt sich der Magen dadurch und lässt Sie für eine Weile in Ruhe. Wenn das nicht hilft, dann haben Sie eine ganze Reihe basischer Snacks zur Auswahl:

Geeignete Snacks für Zwischenmahlzeiten

Gut zu wissen

Vormittags

- etwas Obst der Saison
- Gemüse, roh – wie eine Karotte, einen Kohlrabi
- ein frisch gepresster Saft aus Obst und/oder Gemüse
- basische Snacks wie Mandeln, ungeschwefeltes Trockenobst

Nachmittags

- einige Mandeln oder Sonnenblumenkerne
- etwas ungeschwefeltes Trockenobst (Aprikosen, Datteln, Feigen, Mango usw.)
- einige grüne oder schwarze Oliven

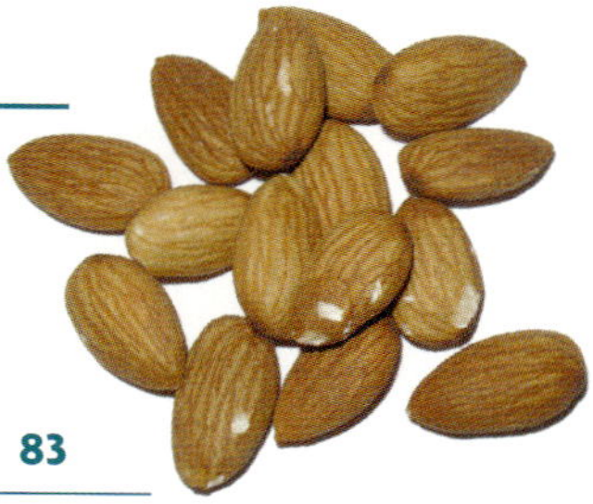

Mittagessen

Wenn Sie frische knackige Salate oder Rohkostteller mögen und dies auch gut verdauen können, dann sollten Sie diese in jedem Fall mittags essen. Denken Sie aber an die Wacker-Regel Nr. 2: Essen Sie Rohkost nur bis 14 Uhr.

Wenn Sie gewohnt sind, mittags auch eine warme Mahlzeit einzunehmen, dann können Sie nach dem Salat noch eine kleine Portion Gemüse essen. Das ist nicht zu viel, denn es ist generell günstiger, die Hauptmahlzeit auf mittags zu legen.

Wenn Sie gewohnt sind, Ihre Hauptmahlzeit am Abend einzunehmen, dann sollten Sie sich allmählich umstellen. Abends viel zu essen überfordert die Verdauungsorgane, insbesondere das Leber-Galle-System. Vor allem, wenn Sie Gewichtsprobleme haben, ist es ratsam, am Abend früh und sparsam zu essen. Spätes Essen schlägt sich schneller nieder.

INFO

Die Suppen- und Gemüserezeptideen finden Sie unter „Abendessen", denn sie eignen sich sowohl für mittags als auch für abends.

Basische Dressings

In jedem unserer Bücher finden Sie neue Salatdressings, damit Sie immer wieder neue Salatvariationen hervorzaubern können. Wichtig ist, dass Sie das Dressing ohne Essig, ohne Knoblauch, ohne Senf und ohne Milchprodukte zubereiten.

Tomatendressing (S)

Dieses sommerliche Dressing schmeckt gut zu allen grünen Salaten, besonders zu Rukolasalat.

- Zubereitungszeit: 7 Minuten
- Zutaten für 2 Personen: 2 saftige Fleischtomaten oder 4 reife Eiertomaten, 1 kleine Zwiebel, 2 Esslöffel Olivenöl, Saft einer halben Zitrone, eine Handvoll Basilikumblätter, etwas schwarzer Pfeffer, etwas Salz

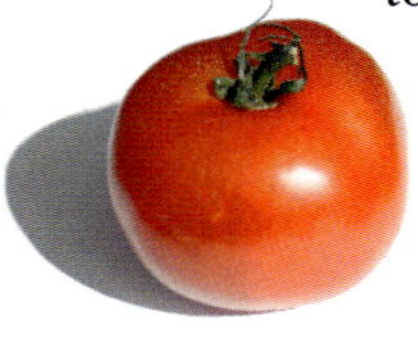

- Zubereitung: Die Tomaten waschen und in sehr kleine Würfel schneiden, die Zwiebel schälen und ebenfalls würfeln. Die Hälfte der Basilikumblätter klein hacken und mit Olivenöl, Zitronensaft, Pfeffer und Salz zu einem Dressing verarbeiten. Die Tomaten untermischen und die restlichen Basilikumblätter dazu geben.

Wildkräuterdressing (F, S, H)

- Zubereitungszeit: 15 Minuten
- Zutaten für 2 Personen: 1 Handvoll Wildkräuter (selbst gesammelt oder vom Wochenmarkt), 2 Esslöffel Sesamöl, Saft einer halben Zitrone, 1 Frühlingszwiebel, eine Prise Salz
- Zubereitung: Die Wildkräuter waschen und mit dem Wiegemesser sehr fein hacken. Die Frühlingszwiebel schälen und klein hacken. Aus den übrigen Zutaten das Dressing zubereiten und mit den Zwiebeln und Wildkräutern vermischen. Am besten schmeckt das Dressing, wenn Sie es eine Stunde durchziehen lassen.

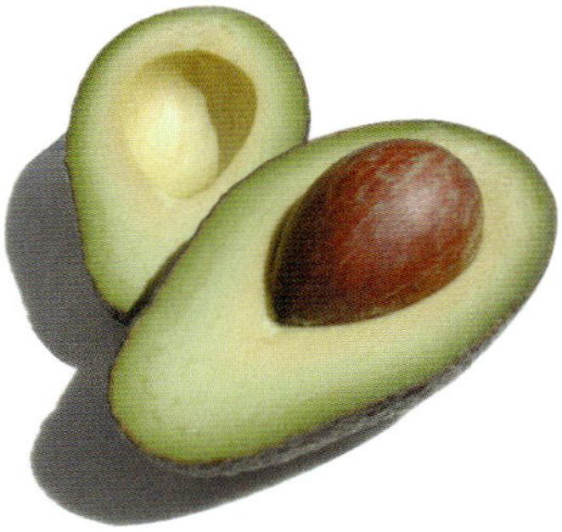

Basische Salate

Avocadosalat mit Steinchampignons und Strauchtomaten (S, H)

- Zubereitungszeit: 12 Minuten
- Zutaten für 2 Personen: 2 reife Avocados, 1 gute Handvoll Steinchampignons, 2 sehr reife Strauchtomaten, eine Handvoll rote Basilikumblätter (Sie können natürlich auch grüne Blätter verwenden), etwas Zitronenthymian, Zutaten für das Tomatendressing (Seite 84)

Gut zu wissen

Wann ist die Avocado reif?

Ob eine Avocado reif ist erkennen Sie daran, dass sie eine braune und unattraktive Farbe bekommt. Knackig grüne und feste Avocados sind leider unreif, unbasisch und haben kein Aroma.

INFO

Wenn Sie die Champignons mit einem Trüffelhobel schneiden, werden sie dünner und entfalten ihr Aroma besser.

- Zubereitung: Die Avocados vorsichtig von der Schale und dem Kern befreien und in dünne Scheiben schneiden. Die Steinchampignons falls nötig säubern und in dünne Scheiben schneiden. Die Strauchtomaten waschen und in sehr kleine Würfelchen schneiden. Die Avocadoscheiben, die Steinchampignons und die Tomatenwürfel zusammen in eine Schale geben und die Basilikumblätter darüber verteilen. Das Tomatendressing zubereiten und löffelweise über den Salatzutaten verteilen.

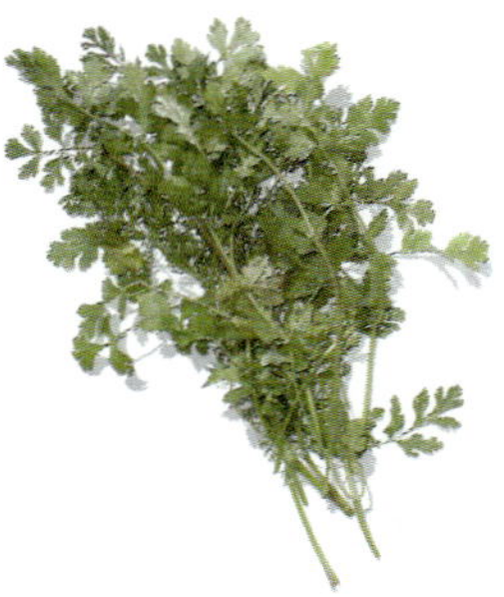

Frischer Pflücksalat mit Wildkräuterdressing (F, S, H)

- Zubereitungszeit: 15 Minuten
- Zutaten für 2 Personen: 2 Portionen Pflücksalat (wenn Sie nur eine Salatmahlzeit einnehmen, kann es auch etwas mehr sein), 1 Esslöffel Ölsaatenmischung, Zutaten für das Wildkräuterdressing (Seite 85)
- Zubereitung: Das Wildkräuterdressing zubereiten. Den Pflücksalat waschen, abtropfen lassen und mit dem Wildkräuterdressing und den Ölsaaten vermischen.

Rote-Bete-Kohlrabi-Salat mit Sesamsaat (H, W, F)

INFO

Wenn Sie eine größere Menge herstellen, haben Sie für zwei bis drei Tage immer einen fertigen Salat im Kühlschrank – ein guter Schutz vor Heißhungerattacken.

Dieses Rezept verdanke ich einer meiner ältesten Kursteilnehmerinnen – Kreativität kennt keine Altersgrenzen.

- Zubereitungszeit: 15 Minuten
- Zutaten für 2 Personen: 1 mittelgroße Rote Bete, 1 mittelgroßer Kohlrabi, 1–2 Esslöffel Sesamsaat, Zutaten für Wildkräuterdressing (Seite 85)
- Zubereitung: Die Rote Beete und die Kohlrabi waschen, schälen und auf dem Gemüsehobel raspeln. Das Wildkräuterdressing zubereiten und mit der Sesamsaat unter die Rote-Bete-Kohlrabi-Mischung geben. Den Salat vor dem Verzehr einige Stunden durchziehen lassen.

Rukolasalat mit Tomatendressing (S, H)

- Zubereitungszeit: 10 Minuten
- Zutaten für 2 Personen: 2 Portionen Rukolablätter, Zutaten für Tomatendressing (Seite 84), 2 Esslöffel frische Kichererbsensprossen.

Gut zu wissen

Sprossen

Wenn Sie sich keine Kichererbsensprossen selbst ziehen wollen, dann können Sie auch eine andere Sprossensorte nehmen, die Sie fertig gekeimt kaufen können. Ich empfehle eine milde Sorte, da Rukola an sich recht würzig bis scharf schmeckt, z. B. Sonnenblumen-, Luzerne-, Mungobohnen-, Linsen- und Weizensprossen. Übrigens: Weizensprossen werden basisch verstoffwechselt – ungekeimter Weizen nicht!

- Zubereitung: Die Rukolablätter waschen und abtropfen lassen. Das Tomatendressing zubereiten und mit den Rukolablättern vermischen. Die Sprossen locker über dem Salat verteilen und: Guten Appetit!

Salat von weißem Rettich und Radieschen (H, W F)

- Zubereitungszeit: 15 Minuten
- Zutaten für 2 Personen: 1 mittelgroßer weißer Rettich, eine Handvoll Radieschen, 1 Schalotte, Zutaten für das Wildkräuterdressing (Seite 85), 1 gehäufter Teelöffel Schwarzkümmelsamen
- Zubereitung: Den Rettich waschen, schälen und auf dem Gemüsehobel raspeln. Die Radieschen waschen, den Stiel entfernen, in kleine Scheiben schneiden und über den geraspelten weißen Rettich verteilen – legen Sie einige Scheiben zum Verzieren beiseite. Das Wildkräuterdressing zubereiten und mit dem Rettich und den Radieschen vermischen. Mit den beiseite gelegten Radieschenscheiben verziert servieren. Lassen Sie den Salat mindestens eine Stunde durchziehen.

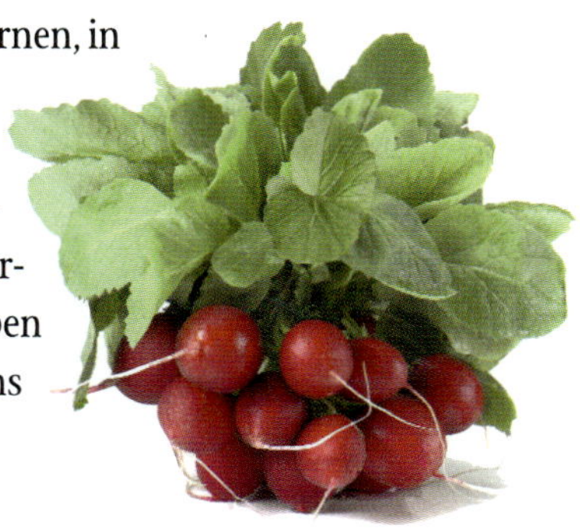

Salat von Urkarotten mit Senfkeimlingen und Sonnenblumenkernen (S, H)

Gut zu wissen

Was sind Urkarotten?

Urkarotten sind eine alte, aus der Mode gekommene Urform der uns bekannten orangefarbenen Karotte. Sie ist außen blaulila und nur, wenn man sie aufschneidet, erkennt man im Innern das Karottenorange. Sie schmeckt viel süßer und enthält – sofern sie aus biologisch-dynamischem Anbau ist – etwa 40% mehr Betacarotin als herkömmliche Karotten. Außerdem enthält sie eine beträchtliche Menge Anthocyane – bioaktive Stoffe, die für die herzschützende Wirkung der blauen Trauben (und damit bis zu einem gewissen Grad auch des Rotweins) verantwortlich gemacht werden. Die blaue Farbe der Urkarotte ist, wie mich ein erfahrener Biogärtner informierte, im Laufe der Zeit durch Züchtung verloren gegangen. Leider gibt es die Urkarotte nur in wenigen, gut sortierten Naturkostläden und Gemüsegeschäften zu kaufen. Da aber die Nachfrage bekanntermaßen das Angebot regelt, schadet es nicht, wenn Sie danach fragen.

- Zubereitungszeit: 15 Minuten
- Zutaten für 2 Personen: 4 mittelgroße Urkarotten – wahlweise normale Karotten, eine kleine Zwiebel, 1 Esslöffel Sonnenblumenkerne oder Sonnenblumenkeimlinge, 1 Esslöffel Senfkeimlinge, Zutaten für das Wildkräuterdressing (Seite 85)
- Zubereitung: Die Urkarotten waschen, mit der Gemüsebürste abreiben und auf dem Gemüsehobel raspeln. Das Wildkräuterdressing zubereiten und unter die Karotten mischen. Die Sonnenblumenkerne oder die Sonnenblumenkeimlinge und die Senfkeimlinge über den Salat verteilen.

Sonnenblumenkerne

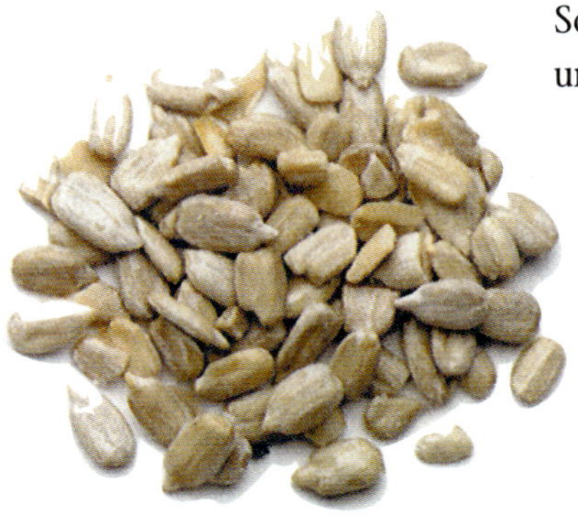

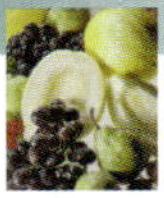

Abendessen

Das Abendessen sollte, wie gesagt, so sparsam wie möglich ausfallen. Ideal ist es, ein Gemüsesüppchen zu essen. Die Zubereitung dauert im Fall der einfachen Kartoffelsuppe nur wenige Minuten. Es kann aber auch ein aufwändiges Süppchen sein.

Sie können, wenn Sie Suppen gar nicht mögen, auch ein Gemüsegericht zubereiten. Aber auf keinen Fall sollten Sie am Abend einen Salat oder Obst essen (s. Wacker-Regel 2, Seite 51).

Die hier vorgeschlagenen Rezepte für den Abend können Sie sich selbstverständlich auch als Mittagessen zubereiten.

Suppen

Austernpilzcremesüppchen mit Zucchini (F, S, H, W)

- Zubereitungszeit: 20 Minuten
- Zutaten für 2 Personen: ca. 400 g Austernpilze, 6 mittelgroße Kartoffeln, 1 mittelgroße Zucchini, 1 Schalotte, einige Blätter Glattpetersilie, 2 Esslöffel Sonnenblumenöl, etwas weißer Pfeffer, 1 $^1/_2$ Liter Gemüsebrühe, etwas Kräutersalz, etwas gemahlenen Ingwer, etwas frisch geriebener Muskat
- Zubereitung: Die Zucchini waschen, den Strunk entfernen und in größere Stücke schneiden. Die Kartoffeln waschen, schälen und in dicke Scheiben schneiden. Die Austernpilze falls nötig trocken säubern und in große Scheiben schneiden. Das Öl in einem Topf erhitzen. Die Schalotte schälen, fein hacken und zusammen mit den Austernpilzen andünsten. Die Kartoffeln und die Zucchini und soviel Gemüsebrühe dazugeben, dass die Gemüse bedeckt sind und darin garen können. Die Gewürze dazu geben. Wenn die Gemüse gar sind, pürieren Sie alles mit dem Zauberstab und geben Sie noch so viel Gemüsebrühe dazu, dass Sie eine cremige Suppe erhalten. Abschmecken und eventuell noch etwas nachwürzen. Die Glattpetersilie waschen, klein schneiden und über die Suppe streuen.

INFO

Wenn Sie frischen Ingwer zuhause haben, dann können Sie davon eine finderdicke Scheibe abschneiden, schälen und sehr fein hacken.

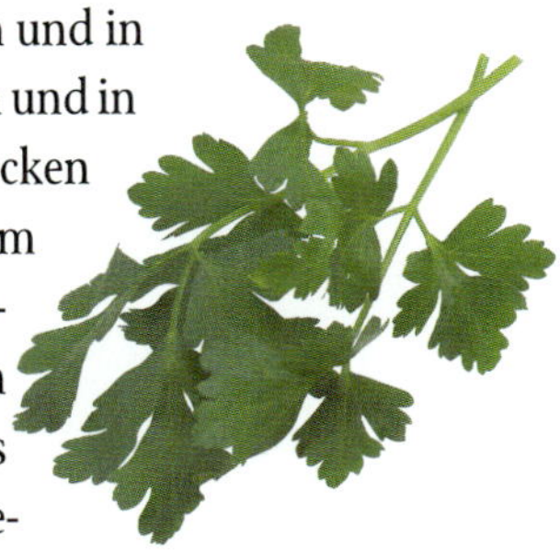

Basisches Borschtsch (F, H, W)

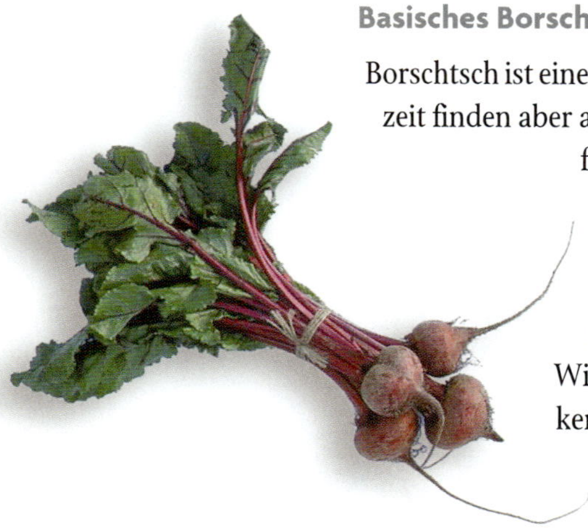

Rote Bete, aber auch andere Gemüse eignen sich gut für ein Borschtsch.

Borschtsch ist eine russische Spezialität mit Rote Bete. Je nach Jahreszeit finden aber auch andere Gemüse dafür Verwendung. Den Löffel Schmand, der normalerweise dazugehört, lässt man beim Basenfasten natürlich weg.

Ich fand die folgende Kürbisölvariante sehr lecker. Allerdings hatte ich auch ein hervorragendes Kürbiskernöl. Eine sehr nette Patientin aus Wien hat mir gerade ein echtes Steirisches Kürbiskernöl geschenkt und so kam ich auf die Idee, damit mal ein Borschtsch zu probieren. Zur Zeit – es ist gerade Oktober und draußen ist es grau und regnerisch – ist dies mein Lieblingsgericht.

- Zubereitungszeit: 40 Minuten
- Zutaten für 2 Personen: 2 mittelgroße Rote Bete, 2 große Kartoffeln, 1/2 oder ein kleiner Weißkohl, 1 Zwiebel, 3 Esslöffel Kürbiskernöl, etwas Pfeffer, etwas Kräutersalz, Piment und frisch gemahlener Koriander. Sie können auch eine Karotte oder zwei Scheiben Knollensellerie dazu geben.
- Zubereitung: Die Kartoffeln und die Rote Bete (auch eine Karotte oder Knollensellerie) schälen, in kleine Würfel oder Scheiben schneiden und in 1 Liter Gemüsebrühe (aus 1 1/2 Würfel vegetarischer Gemüsebrühe hergestellt) zum Garen aufsetzen. Die Zwiebel schälen und klein würfeln. Den Weißkohl waschen und in dünne Streifen schneiden. In einem anderen Topf das Kürbiskernöl erhitzen und die Zwiebelwürfel zusammen mit den Weißkohlstreifen andünsten und nach wenigen Minuten zu der Gemüsebrühe geben. Den Gemüseeintopf nun etwa 20 Minuten köcheln lassen, bis alle Gemüse gar, aber nicht weich sind. Geben Sie nun die Gewürze dazu.

  Vorsicht! Kürbiskernöl ist sehr aromatisch und würzig – Sie brauchen nur wenig nachwürzen. Sie können dieses Gericht auch mit einem neutral schmeckenden Öl zubereiten, beispielsweise Sonnenblumenöl.

Kartoffelsuppe nach Matteo's Art (F, S, H, W)

Diese Suppe liebt mein Sohn Matteo besonders, weil sie ohne „Schnick-Schnack" ist.

- Zubereitungszeit: 15 Minuten
- Zutaten für 2 Personen: 6 mittelgroße Kartoffeln, 1 kleine Zwiebel, 1/2 Liter Wasser, 2 Gemüsebrühwürfel
- Zubereitung: Die Kartoffeln waschen, schälen und in Scheiben schneiden. Die Zwiebel schälen und in halbe Ringe schneiden. Die Gemüsebrühwürfel im Wasser auflösen, die Kartoffelscheiben und die Zwiebelringe dazu geben und mit mittlerer Hitze garen.
  Sie können diese klare Suppe beliebig verändern, beispielsweise mit etwas Lauch, oder indem Sie eine Kohlrabi, etwas Staudensellerie oder einfach nur eine Handvoll frischer Kräuter dazu geben. So schmeckt sie jedes Mal ein wenig anders und wird nicht langweilig.

Kerbelschaumsüppchen mit Kartoffeln (F, S, H)

- Zubereitungszeit: 15 Minuten
- Zutaten für 2 Personen: 6–8 Kartoffeln, eine Handvoll frischer Kerbel, etwas Muskat, etwas frisch gemahlener Koriander, 1/2 Liter vegetarische Gemüsebrühe
- Zubereitung: Die Kartoffeln waschen, schälen, vierteln und in der Gemüsebrühe garen. Den Kerbel waschen, einige Blättchen zur Verzierung beiseite legen; den übrigen Kerbel sehr fein hacken. Muskat, Koriander und den gehackten Kerbel gegen Ende der Garzeit dazu geben und unterrühren. Mit dem Zauberstab die Suppe pürieren. Falls sie zu dick ist, noch etwas Flüssigkeit nachgießen. Mit den Kerbelblättchen verziert servieren.

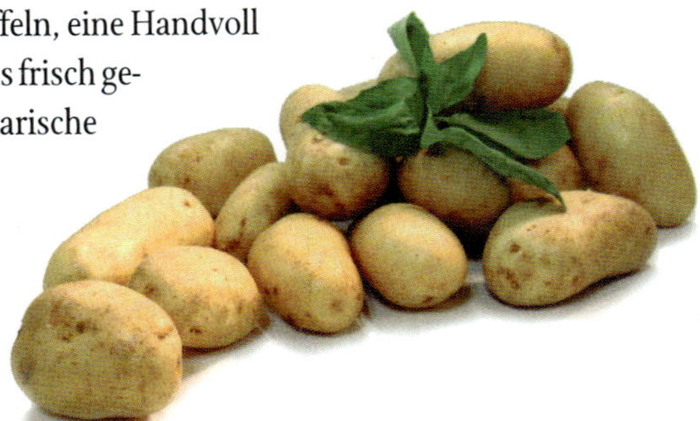

Gemüsegerichte

INFO

Wenn Sie keine Brokkolisprossen zur Hand haben, dann können Sie auch Gartenkresse nehmen, die es in nahezu jedem Supermarkt zu kaufen gibt.

Brokkolipüree mit Urkarotten (S,H)

Wenn Sie keine Urkarotten bekommen können, ist dieses Rezept mit herkömmlichen Karotten auch lecker und basisch.

- Zubereitungszeit: 25 Minuten
- Zutaten für 2 Personen:
  Für das Püree: 2 mittelgroße Brokkoli, 3–4 große Kartoffeln, 1 Zwiebel, 2 Esslöffel Sonnenblumenöl, etwas Kräutersalz, etwas frisch gemahlener weißer Pfeffer, eine Prise frisch gemahlene Muskatnuss, etwas frisch gemahlener Koriander. Zur Dekoration (und natürlich zum Essen) 1 Esslöffel Brokkolikeimlinge
  Für die Karotten: 2 mittelgroße Urkarotten, 1 kleine Zwiebel, 2 Esslöffel Sonnenblumenöl, etwas Kräutersalz
- Zubereitung: Die Urkarotten mit der Gemüsebürste unter fließendem Wasser abbürsten und in Scheiben schneiden. Im Gemüsedämpfer wenige Minuten garen und zur Seite stellen. Die Zwiebel schälen, klein schneiden und ebenfalls zur Seite stellen. Die Kartoffeln waschen, schälen und in grobe Scheiben schneiden. Die Brokkoliröschen waschen, grob zerkleinern und zusammen mit den Kartoffeln in das Einsatzsieb des Gemüsedämpfers geben. Wenige Minuten garen – Vorsicht: Brokkoli und Kartoffelscheiben sind im Gemüsedämpfer in wenigen Minuten gar!
  Das gegarte Gemüse in einen Topf geben. Im Sud vom Boden des Gemüsedämpfers 1½ Gemüsebrühwürfel auflösen, einen Teil davon zum Gemüse geben und mit dem Zauberstab pürieren. Nach und nach so viel Gemüsebrühe dazugeben, bis das Püree schön cremig ist. Abschmecken, eventuell noch etwas nachwürzen und mit den Brokkolikeimlingen verzieren.
  In einem Topf das Sonnenblumenöl erhitzen, die klein geschnittene Zwiebel darin glasig dünsten und die gegarten Karotten darin schwenken, bis sie wieder erwärmt sind. Das Bokkolipüree auf einen Teller geben und die Urkarotten in einem Halbkreis um das Püree anrichten.

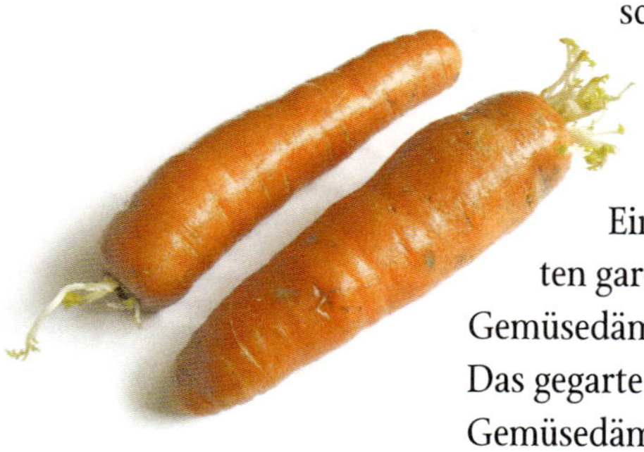

Das Gericht schmeckt auch mit „normalen“ Karotten sehr lecker.

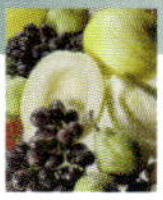

Claudias Steinpilzsteaks mit Blumenkohl (S, H)

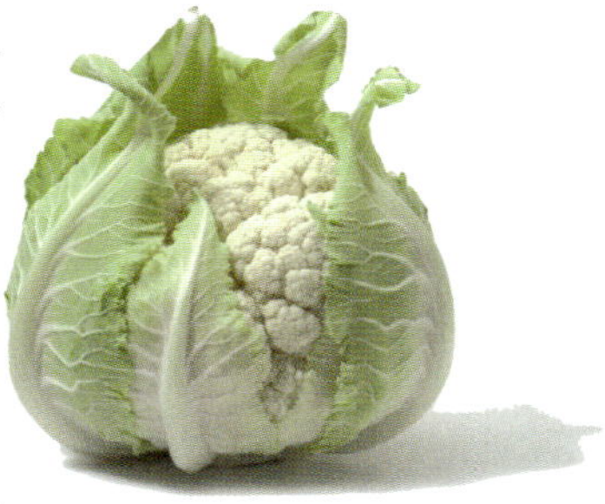

Dieses Rezept stammt von meiner kreativen Schwester Claudia – mein Schwager Günter ist ein begnadeter Pilzsammler und liefert ihr die Zutaten für ihre Pilzrezepte.

- Zubereitungszeit: 20 Minuten
- Zutaten für 2 Personen: 3 mittelgroße schöne frische Steinpilze, 1 kleiner Blumenkohl, 1 Liter Gemüsebrühe, 2 Esslöffel Olivenöl, etwas Pfeffer und Salz, einige Stängel frische Glattpetersilie
- Zubereitung: Den Blumenkohl grob säubern, waschen und in Röschen teilen. In der Gemüsebrühe garen – je nach Größe der Röschen dauert das etwa 10 Minuten.
  In der Zwischenzeit können Sie die Steinpilzesteaks zubereiten: Die Steinpilze falls nötig mit einem Pinsel säubern, der Länge nach in Scheiben schneiden, im Olivenöl anbraten und würzen.
  Für einen leckeren Steinpilzsud geben Sie 2–3 Esslöffel der Gemüsebrühe dazu. Breiten Sie die Steinpilzsteaks fächerartig auf einen Teller um den Blumenkohl aus und streuen Sie etwas gehackte Glattpetersilie darüber.
  Dazu passen Zitronenthymiankartoffeln aus dem Ofen (s. Rezept Seite 99).

TIPP

Wenn Sie die Steinpilzsteaks etwas knuspriger anbraten, dann gibt das noch mehr Aroma.

Kartoffelbrei mit Wildkräuterpesto (F, S, H, W)

- Zubereitungszeit: 15 Minuten
- Zutaten für 2 Personen: 6 große Kartoffeln, 1 Gemüsebrühwürfel und 1/2 Liter Wasser, Wildkräuter, 1–2 Esslöffel Olivenöl (wahlweise 1 Esslöffel fertiges Pesto: Rapunzel oder La Selva, beide aus dem Naturkostladen)
- Zubereitung: Die Kartoffeln waschen und im Gemüsedämpfer garen. Die Kartoffeln schälen und zerstampfen oder durch die Spätzlepresse drücken. Das Wasser erhitzen, den Brühwürfel darin auflösen und ein Drittel der Gemüsebrühe zusammen mit dem Pesto unter die Kartoffelmasse rühren. Nach und nach die restliche Gemüsebrühe unterrühren, bis die Masse schön breiig ist.

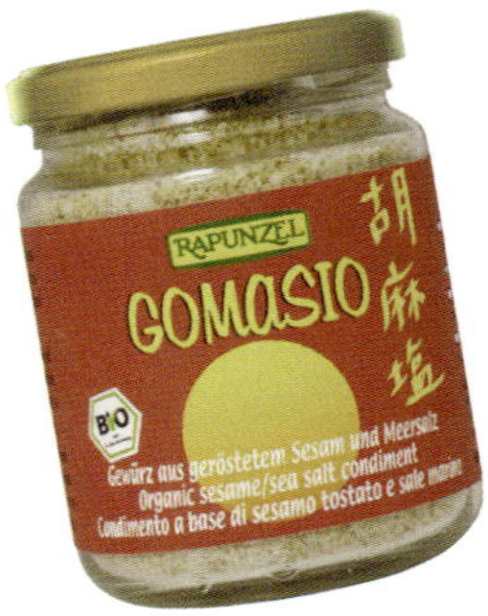

Gomasio ist eine Mischung aus geröstetem Sesam und Meersalz.

Kartoffelspaghetti mit Spinat und Kräuterseitlingen (F, S, H) – raffiniert!

- Zubereitungszeit: 20 Minuten
- Zutaten für 2 Personen: 3 große festkochende Kartoffeln, 12 mittelgroße Kräuterseitlinge, 1 Frühlingszwiebel, 1 Karotte, 1 Handvoll frische Spinatblätter, 3 Esslöffel Olivenöl, 1 Handvoll frische Glattpetersilie, etwas Meersalz, etwas gemahlene Bertramwurzel, etwas weißen Pfeffer, etwas Gomasio, etwas frisch gemahlene Korianderkörner
- Zubereitung: Die Kartoffeln schälen und mit der Gemüsespaghettimaschine (als „Spirali“ im Handel) zu Spaghetti verarbeiten. Die Karotte waschen, mit der Gemüsebürste säubern und in dünne Streifen schneiden. Den Spinat waschen und etwas klein schneiden. Die Kartoffelspaghetti, die Karotte und den Spinat im Gemüsedämpfer wenige Minuten dünsten (4 bis max. 5 Minuten) – Vorsicht: Die Kartoffeln sind in dieser dünnen Form sehr schnell gar und werden leicht matschig.

  Die Zwiebel schälen und klein schneiden. Die Kräuterseitlinge falls nötig säubern und klein schneiden. In einem Topf das Olivenöl erhitzen, die Zwiebeln und die Kräuterseitlinge dazu geben und wenige Minuten dünsten. Die Glattpetersilie waschen, klein schneiden und am Ende der Garzeit unter die Kräuterseitlinge mischen. Mit den Gewürzen abschmecken und über Kartoffelspaghetti-Spinatmischung geben.

Variante

Anstelle der Karotte können auch 5 Kirschtomaten am Ende der Garzeit in die Pilzmischung gegeben werden.

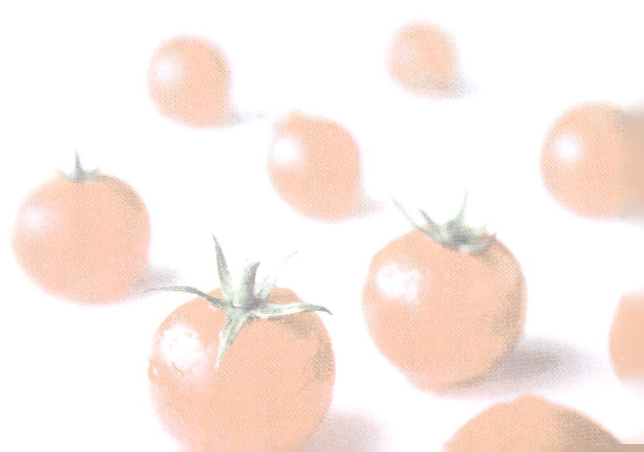

Kartoffelsteinpilztarte (S, H) – für Gäste

- Zubereitungszeit: mit Backzeit und Einweichzeit 70 Minuten, die reine Arbeitszeit beträgt 20 Minuten
- Zutaten für 4 Personen oder auf Vorrat: 1 kg Kartoffeln, 20 g getrocknete Steinpilze, etwas Kräutersalz, 1 Zwiebel, 2 Esslöffel Sonnenblumenkerne, 2 Esslöffel Olivenöl, 2 Handvoll Glattpetersilie
- Zubereitung: Die Steinpilze 30 Minuten in lauwarmem Wasser einweichen, dann gut ausdrücken und fein hacken. Die Kartoffeln in der Schale im Gemüsedämpfer garen, etwas abkühlen lassen, abpellen und auf der Gemüsereibe raspeln. Die Glattpetersilie waschen und klein hacken. Das Olivenöl in einer Pfanne erhitzen, die Zwiebel schälen, klein hacken und mit den Steinpilzen, der Petersilie, den Sonnenblumenkernen und den Gewürzen vermischt kurz andünsten. Mit der Kartoffelmasse gut vermischen.
  Eine Tarteform (28 cm Durchmesser) leicht ölen und die Kartoffelmasse hineindrücken. Im vorgeheizten Backofen bei etwa 200 °C auf der mittleren Schiene 45–50 Minuten goldfarben backen. Die Tarte etwas abkühlen lassen, aus der Form nehmen und in Stücke schneiden.

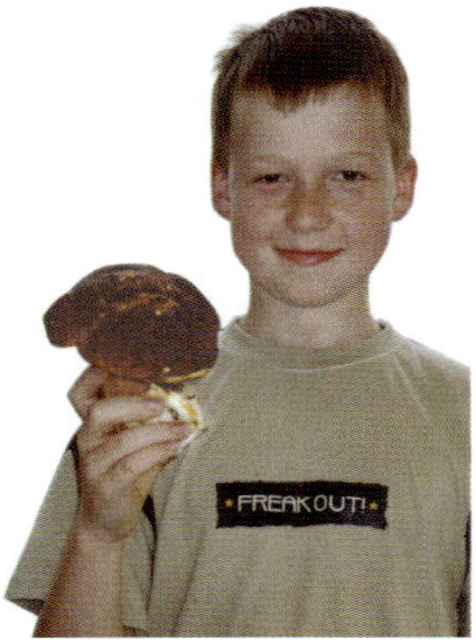

Man sieht's – auch das Sammeln von Pilzen macht Spaß! Mein Sohn Matteo mit Riesensteinpilz.

Kürbispfanne mit frischen Kräutern (H, W)

- Zubereitungszeit: 15 Minuten
- Zutaten für 2 Personen: 1 kleiner Hokkaidokürbis, eine Handvoll Wildkräuter vom Markt oder von Ihrem Küchenfenster oder Garten, 2–3 Esslöffel Sonnenblumenöl, etwas Kräutersalz, etwas weißer Pfeffer
- Zubereitung: Den Hokkaido mit der Gemüsebürste unter fließendem Wasser gut abbürsten und erst in einige grobe Stücke und dann in sehr dünne kleine Scheiben schneiden.
  Das Öl in einer Pfanne erhitzen und die Hokkaidoscheiben unter ständigem umrühren darin garen. Die Kräuter waschen, klein hacken und am Ende der Garzeit zum Hokkaido geben. Mit den Gewürzen abschmecken und servieren. Dieses Gericht können Sie auch im Wok zubereiten.

TIPP

Hokkaido ist eine Kürbisart, die nicht geschält werden muss, die Schale schmeckt angebraten ganz lecker.

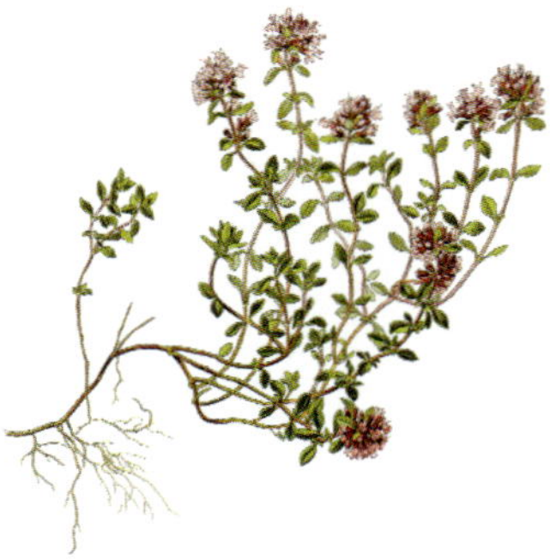

Ratatouille (S, H)

- Zubereitungszeit: 35 Minuten
- Zutaten für 2 Personen: 1 Aubergine, 2 Zucchini, 5 Strauchtomaten, 2 kleine Zwiebeln, 1 Schälchen Rukolasprossen, 3 Esslöffel Olivenöl, 1/2 Teelöffel Thymianblätter frisch oder getrocknet, 1/2 Teelöffel Oregano frisch oder getrocknet, eine Prise Meersalz, 1/2 Gemüsebrühwürfel, 1 Becher Wasser
- Zubereitung: Die Aubergine waschen, den Strunk entfernen und in Scheiben schneiden. Die Zucchini waschen, den Strunk entfernen und in nicht zu dicke Streifen schneiden. Die Strauchtomaten achteln. Die Zwiebeln schälen und in kleine Ringe schneiden. Das Olivenöl in einem Topf erhitzen und die Zwiebeln darin glasig dünsten. Die Auberginenscheiben, die Zucchinistreifen und leicht andünsten. Den 1/2 Gemüsebrühwürfel in dem Becher Wasser auflösen und nach und nach zu der Gemüsemischung geben. Auf kleiner Flamme köcheln lassen und die Gewürze sowie die Tomatenachtel dazu geben. Mit Rukolasprossen verziert servieren.

Selleriegemüse mit Brokkoli (F, H, W)

- Zubereitungszeit: 20 Minuten
- Zutaten für 2 Personen: 1 kleiner Knollensellerie, einige Brokkoliröschen, 1 Esslöffel Mandelblättchen, 2 Esslöffel Sonnenblumenöl, etwas Kräutersalz, etwas weißer Pfeffer
- Zubereitung: Den Sellerie schälen, waschen und in kleine Streifen schneiden. Die Brokkoliröschen waschen. Zuerst die Selleriestreifen in das Sieb des Gemüsedämpfers legen und nach wenigen Minuten die Brokkoliröschen dazu geben, sodass beide Gemüse getrennt liegen. Die Gewürze mit dem Sonnenblumenöl vermischen. Die gegarten Selleriestreifen in der Öl-Gewürzmischung wälzen. Die Gemüse getrennt voneinander auf einem Teller anrichten und die Mandelblättchen über den Brokkoliröschen verteilen.

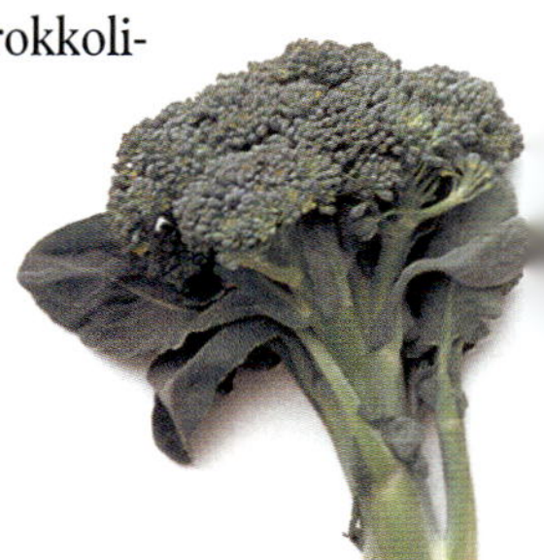

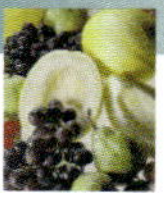

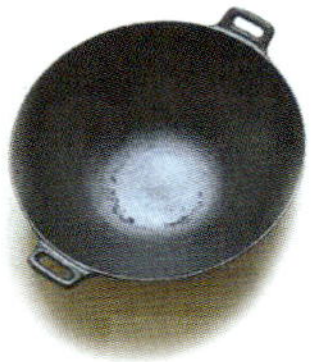

Sesamgemüse mit Sojabohnenkeimlingen aus dem Wok (W) – Kalzium pur

- Zubereitungszeit: 15 Minuten
- Zutaten für 2 Personen: 1 Karotte, 2 kleine Wirsingblätter, 1 kleine Stange Lauch, 3 Esslöffel Sojabohnenkeimlinge (frisch oder aus dem Glas), 1 gehäufter Teelöffel Tahin, 2 Esslöffel Sesamsaat, 2 Esslöffel Sesamöl, etwas frisches Koriandergrün, ein Blatt Norialgen
- Zubereitung: Die Karotte, die Wirsingblätter und den Lauch waschen und in sehr dünne Streifen schneiden. Das Sesamöl im Wok erhitzen und die Gemüse unter ständigem Rühren andünsten. Die Sojabohnenkeimlinge und 2 Esslöffel Wasser dazugeben. Die Norialgen in dünne Streifen schneiden und zusammen mit dem Tahin, der Sesamsaat und dem Koriandergrün in den Wok geben. Alles gut durchmischen und abschmecken. Falls die Mischung zu fad schmeckt, können Sie noch etwas Norialgen dazugeben.

Gut zu wissen

Tahin und Norialgen

Tahin ist Sesammus. Es enthält alle Vorzüge des Sesams, nämlich viel Kalzium, Magnesium und Eisen. Tahin gibt es mit und ohne Salz von der Firma Rapunzel in Naturkostläden zu kaufen.
Norialgen werden hauptsächlich für Sushi-Röllchen gebraucht. Es gibt sie in asiatischen Geschäften oder auch in größeren Supermärkten. Sie sind sehr nährstoffreich, enthalten aber auch viel Salz und Jod und sollten daher nur in kleinen Mengen gegessen werden.

Sommerlicher Auberginenauflauf mit Kräuterseitlingen (S, H)

- Zubereitungszeit: 25 Minuten
- Zutaten für 2 Personen: 1 große Aubergine, 1 Handvoll Kräuterseitlinge (wahlweise Shiitake-Pilze), 1 Lauchzwiebel, 5 Kirschtomaten, 3 Esslöffel Olivenöl, 1 Zweig Glattpetersilie, 1 Handvoll frische Basilikumblätter, etwas Meersalz, etwas gemischter Pfeffer (grün, rot, schwarz), etwas frisch gemahlener Koriander
- Zubereitung: Die Aubergine waschen, der Länge nach vierteln und in sehr dünne Scheiben schneiden. Die Auberginenscheiben im Gemüsedämpfer wenige Minuten garen. In der Zwischenzeit die

TIPP

Ich verwende dazu ein Sushimesser, das besonders scharf ist. Wenn die Auberginen zu grob geschnitten werden, dann verlieren sie ihr köstliches Aroma und saugen sich zu sehr mit Olivenöl voll.

Lauchzwiebel klein schneiden, die Kräuterseitlinge grob säubern und in Scheiben schneiden und beides in 2 Esslöffel Olivenöl andünsten. Die Glattpetersilie und die Basilikumblätter waschen und klein schneiden, zu der Mischung geben und mit den Gewürzen abschmecken. Eine Auflaufform mit dem restlichen Olivenöl auspinseln und mit den Auberginenscheiben auslegen. Die Kräuterseitling-Petersilie-Basilikummischung über die Auberginenscheiben geben. Die Kirschtomaten waschen, vierteln, ganz zum Schluss über die Mischung geben und im Backofen noch einige Minuten überbacken.

Verdure miste – mal nicht italienisch (S, H)

Dieses Rezept ist meinem Sohn Leon (19) gewidmet. Nachdem er 4 Wochen allein in Italien war, meinte er: Mama, ich will jetzt endlich mal wieder was richtig Gesundes – einen „fetten" Salat und Gemüse! („Fett" heißt im Jugendjargon: schön groß und lecker.)

- Zubereitungszeit: 20 Minuten
- Zutaten für 2 Personen: 1 Stange Lauch, 2 große Kräuterseitlinge, 1 mittelgroße Karotte, 1 Handvoll junge Spinatblätter, 2 Esslöffel Olivenöl, etwas Kräutersalz, etwas gemischter Pfeffer, etwas Basilikummix (gibt es von Brecht im Reformhaus), 1 Esslöffel Gartenkresse und 1 Esslöffel Sesamsamen
- Zubereitung: Den Lauch waschen und in Streifen schneiden. Die Karotte waschen, mit der Gemüsebürste abreiben und in kleine Stifte schneiden. Den Spinat waschen. Den Lauch, die Karotte und den Spinat im Gemüsedämpfer in wenigen Minuten garen. Die Kräuterseitlinge falls nötig trocken säubern und in kleine Scheiben schneiden. Das Olivenöl – besonders gut passt ein Olivenöl mit Zitronengeschmack – in einem Topf erhitzen und die Kräuterseitlinge darin dünsten. Die Gewürze dazu geben und die Pilze unter das gedämpfte Gemüse mischen. Die Sesamsamen und die Gartenkresse darüber streuen und servieren.

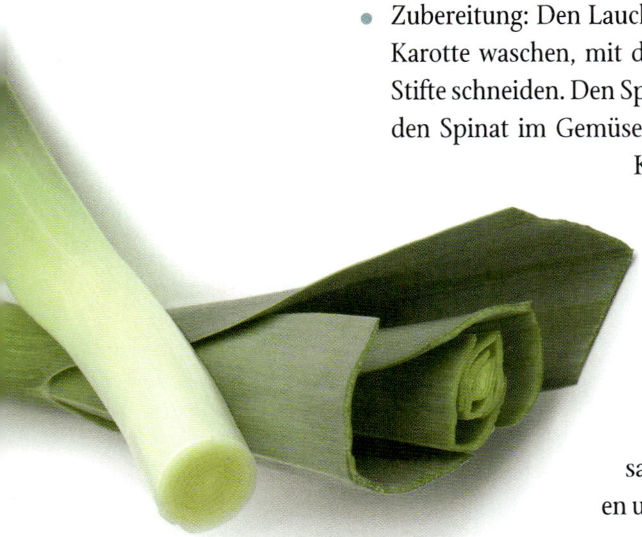

Zitronenthymiankartoffeln aus dem Ofen (F, S, H, W)

- Zubereitungszeit: 15 Minuten
- Zutaten für 2 Personen: 6 kleine neue Kartoffeln (entsprechend mehr, wenn Sie dieses Gericht als Hauptgericht essen wollen). 1 Esslöffel frische Zitronenthymianblättchen, 2 Esslöffel Olivenöl, Kräutersalz, 1 Prise schwarzer Pfeffer.
  Wenn Sie auf dem Markt keinen Zitronenthymian, den es nur im Topf gibt, bekommen, dann können Sie auch normalen Thymian oder getrockneten Thymian wie von Brecht (Reformhaus) verwenden.
- Zubereitung: Die Kartoffeln haben eine so dünne Schale, dass sie nicht geschält werden müssen. Die Kartoffeln mit der Gemüsebürste putzen, abwaschen und halbieren. Die Zitronenthymianblättchen mit dem Kräutersalz und dem Pfeffer mischen. Die Kartoffelschnittflächen mit der Olivenöl-Kräutermischung bestreichen. Die Kartoffeln im Backofen bei 190 °C etwa 15 Minuten kross, aber nicht zu braun werden lassen.

TIPP

Die Sorten „La Ratte", „Amandine", „Bamberger Hörnchen" oder neue kleine „Galatina Sieglinde" sind für dieses Gericht besonders gut geeignet.

Zucchini – schnell und einfach (S, H)

Dieses Rezept hat mein Mann entwickelt – es eignet sich hervorragend als schnelles hochsommerliches Gericht – und: Es ist ganz einfach zuzubereiten.

- Zubereitungszeit: 10 Minuten
- Zutaten für 2 Personen: 2 Zucchini, 1 mittlere Zwiebel, 2 Esslöffel Olivenöl, Meersalz (z. B. von Brecht), etwas weißer Pfeffer
- Zubereitung: Zucchini waschen, den Strunk abschneiden, und die Zucchini in mittelgroße Stifte schneiden. Die Zwiebel schälen und fein würfeln. Das Olivenöl in einem Topf erhitzen, die Zwiebeln dazu geben und glasig dünsten. Die Zucchini dazu geben und kurz andünsten. Mit 3–4 Esslöffel Wasser ablöschen und mit weißem Pfeffer und Meersalz würzen.

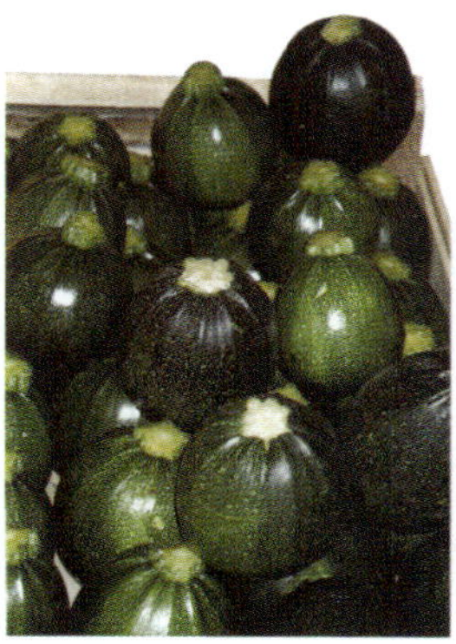

Mittlerweile gibt es auch runde Zucchini im Handel.

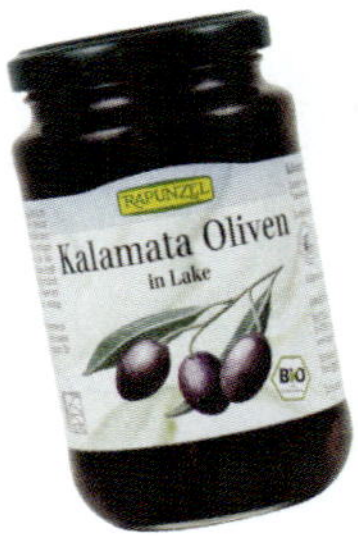

Kalamata-Oliven gibt es beispielsweise von der Firma Rapunzel im Naturkostladen.

Zucchini mediterran mit schwarzen Oliven und Zitronenthymian (S, H)

- Zubereitungszeit: 12 Minuten
- Zutaten für 2 Personen: 2 kleine Zucchini, 8–10 schwarze Oliven (geeignet sind Sevillanas oder Kalamatas), 5 Kirschtomaten, 1 Lauchzwiebel, 3 Esslöffel Olivenöl, etwas frisch gemahlener gemischter Pfeffer, 1 Prise Meersalz, 1 Prise Herbes de Provence, einige Blättchen frischer Zitronenthymian (wahlweise etwas mehr Kräuter der Provence verwenden)
- Zubereitung: Die Zucchini waschen, mit der Gemüsebürste abbürsten und in sehr dünne Scheiben schneiden. Die Zwiebel waschen und klein würfeln. Das Olivenöl erhitzen und die Zwiebel mit den Zucchinischeiben bei mittlerer Hitze dünsten. Die Zucchini mit den Gewürzen abschmecken, die Oliven in Scheiben schneiden und dazu geben. Die Kirschtomaten waschen, achteln und erst am Ende der Garzeit zur Zucchini-Oliven-Mischung geben, so dass sie nur noch angewärmt werden. Mit einem Zweig frischen Zitronenthymian oder Thymian verziert servieren.

Zucchini-Karottenspaghetti mit Spinat (S, H)

- Zubereitungszeit: 30 Minuten
- Zutaten für zwei Personen: 2 mittelgroße Zucchini, 1 Handvoll Spinat, eine mittelgroße Karotte, eine Schalotte, 2 Esslöffel Olivenöl, 1 Teelöffel Herbes de Provence, etwas frisch gemahlener gemischter Pfeffer, 1 Prise Bertramgewürz, 1 Teelöffel Schwarzkümmelsamen, 1/2 Gemüsebrühwürfel, 1 Tasse Wasser
- Zubereitung: Die Zucchini und die Karotte mit der Gemüsebürste abbürsten, waschen und mit der Gemüsespaghettimaschine zu Spaghetti verarbeiten.
  Die Spinatblätter waschen und abtropfen lassen. Wenn sie sehr groß sind, können Sie die Blätter halbieren oder vierteln. Die Schalotte klein schneiden und im erhitzten Olivenöl glasig rühren. Erst die Karotte, dann die Zucchini dazu geben und unter ständigem Rühren dünsten. Nach einigen Minuten den Spinat dazu geben. Die Gemüsebrühe unterrühren und mit den Gewürzen abschmecken.

TIPP

Verwenden Sie von den Gewürzen wirklich nur Prisen – Schwarzkümmelsamen und Kräuter der Provence sind sehr aromatisch.

Naschen – nicht nur für Kinder

Basische Früchteplätzchen

Dieses Rezept verdanke ich einer Kursteilnehmerin, die vom Basenfasten so begeistert war, dass sie gar nicht mehr anders als basisch essen wollte. Da schon bald die Weihnachtszeit begann, hat sie kurzerhand basische Plätzchen entworfen und mir bei ihrem nächsten Besuch eine Kostprobe davon mitgebracht. Ich war hell begeistert und ich bin sicher, Sie sind es auch. Am meisten hat mich aber gefreut, dass das Basenfastenfieber so ansteckend war, dass dabei sogar eigene Rezepte entwickelt wurden.

- Zubereitungszeit: mit Trockenzeit 45 Minuten
- Zutaten für 2 Personen: 75 g Erdmandelflocken (Chufas Nüssli), 25 g geschroteter Leinsamen, 250 ml Quellwasser (z. B. Lauretana), 50 g gemahlene Mandeln, 25 g gehobelte Mandeln, 1 Esslöffel Sonnenblumenöl, 30 g Rosinen, 30 g Trockenpflaumen, 30 g Trockenaprikosen, 30 g Trockenfeigen
- Zubereitung: Die Erdmandelflocken und den geschroteten Leinsamen in dem Quellwasser einweichen und mindestens 1 Stunde quellen lassen. Die getrockneten Pflaumen und die getrockneten Aprikosen ganz klein schneiden und mit den anderen Zutaten zusammen verrühren. Ein Backblech mit Backpapier bedecken und aus dem Teig Häufchen formen. In die mittlere Schiene in den vorgeheizten Backofen schieben. Mit Umluft bei 160 °C oder mit Ober- und Unterhitze bei 190 °C 15–20 Minuten trocknen lassen.

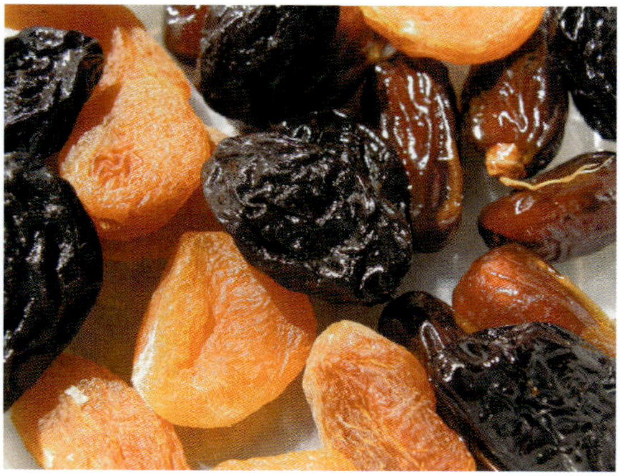

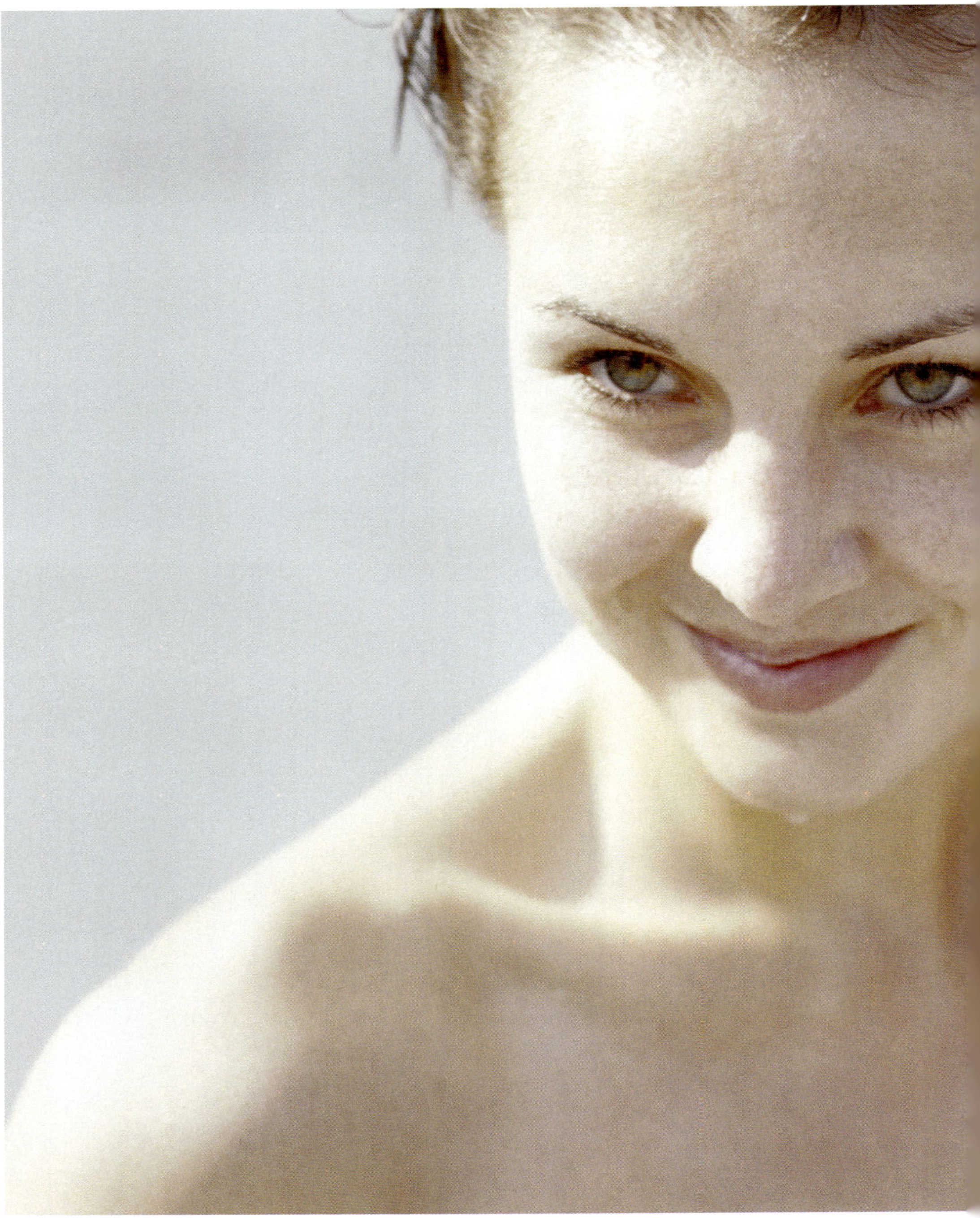

Speziell für Sie: Das Wohlfühlprogramm

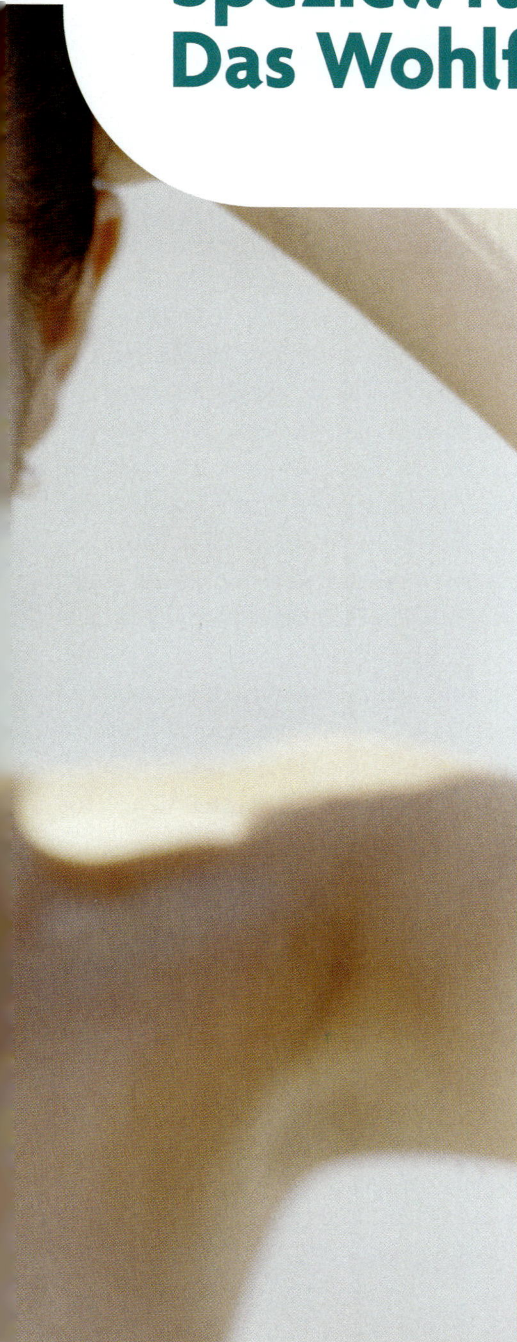

Basenfasten ist mehr als die Ernährung für eine Woche auf 100% basisch umzustellen. Neben Darmentleerung und täglicher körperlicher Bewegung gibt es ein Rahmenprogramm, das Ihnen hilft, Basenfasten zu einem Wohlfühlerlebnis zu machen.

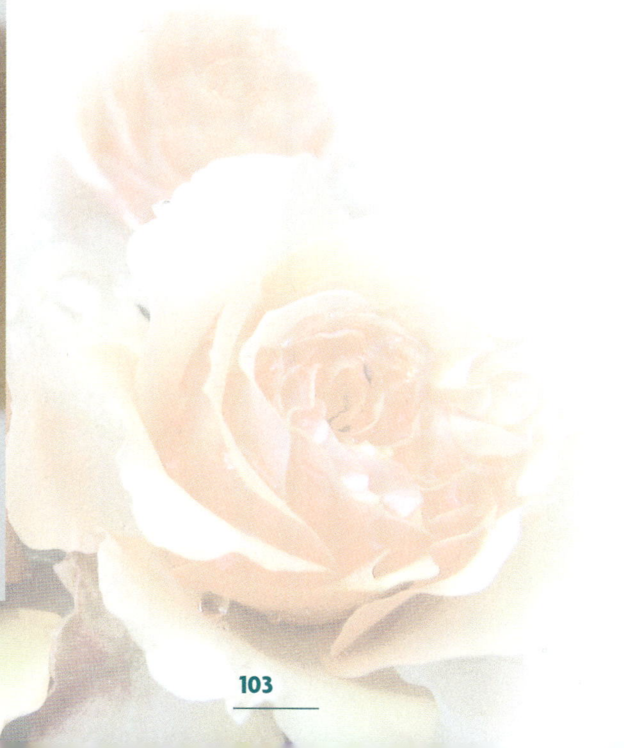

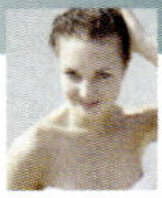

Diese Woche stehen Sie und Ihre Bedürfnisse im Mittelpunkt

Eine Woche Basenfasten und dabei „Business as usual" ist für die meisten Frauen kein Problem – Mann, Kinder, Küche und Büro werden neben Basenfasten unter einen Hut gebracht: Und das ist machbar, wie ich aus eigener Erfahrung nur bestätigen kann. Insbesondere Frauen neigen jedoch dazu, ihre eigenen Bedürfnisse im Alltag untergehen zu lassen. Frauen sind die Skipper in der Familie, wie mir mein Segellehrer neulich sagte: Sie können alles, sie wissen alles und werden mit jeder Lebenssituation fertig. Umso wichtiger ist es, dass Sie sich Ihre „Insel" suchen, auf der Sie wieder neue Kraft tanken können. Denn: Einen echten Gewinn für Körper, Seele und Geist haben Sie während einer Basenfastenwoche erst dann, wenn Sie sich ein Wohlfühlprogramm zurecht legen, bei dem Sie auch genügend Zeit zum Entspannen haben.

Sie können sich Ihr Programm selbst aussuchen: Entspannungsmethoden, Spaziergänge und Wasseranwendungen unterstützen die Entsäuerung, die durch Basenfasten in Gang gesetzt wird. Die wichtigsten Wohlfühlprogramme stelle ich vor – entscheiden Sie sich für das, worauf Sie Lust und wofür Sie Zeit haben.

Wenn Sie keine Zeit für ein aufwändiges Luxus-Wohlfühlprogramm während der Basenfastenwoche haben – keine Sorge, Ihr Programm muss nicht unbedingt zeitintensiv sein. Es gibt preiswerte und effektive Möglichkeiten, die Sie zu Hause durchführen können. Planen Sie jeden Tag mindestens eine halbe Stunde nur für sich selbst ein. So haben Sie täglich eine Rückzugsmöglichkeit, um sich wieder zu regenerieren. Entspannung unterstützt die Entsäuerung und somit den Erfolg des Basenfastens. Folgen Sie bei der Wahl Ihres Rahmenprogramms ganz Ihren eigenen Bedürfnissen. Überlegen Sie, wonach Ihnen gerade ist: nach einem gemütlichen Abend zu Hause oder nach einem Verwöhnprogramm erster Sahne.

Das effektive Wohlfühlprogramm

Wenn Sie vor allem ein schnell durchführbares Entspannungsprogramm suchen, dann werden Sie vielleicht unter den folgenden Vorschlägen fündig.

Gut zu wissen

So unterstützen Sie Ihre Basenfastenwoche

Nehmen Sie sich morgens vor dem Aufstehen ein paar Minuten Zeit für einige Yogaübungen. Das dehnt die tiefliegende Muskulatur und bringt die inneren Organe ins Gleichgewicht. Und: Sie starten viel ausgeglichener in den Tag. Auch Pilates – ein sanftes Bewegungs- und Dehnprogramm – ist eine geeignete Methode, um mit sich in Einklang zu kommen.

Yogaübungen

Sie finden hier eine Auswahl an Yogaübungen, die sich für den Morgen gut eignen. Sie benötigen etwa 30 Minuten dazu, können aber auch nur einige von ihnen ausführen. Wichtig ist, dass Sie sehr langsam in die einzelnen Positionen gehen und dabei auf die Atmung achten. Sie können natürlich auch andere Übungen machen, wenn Sie diese aus einem Yogakurs kennen.

• Das Krokodil

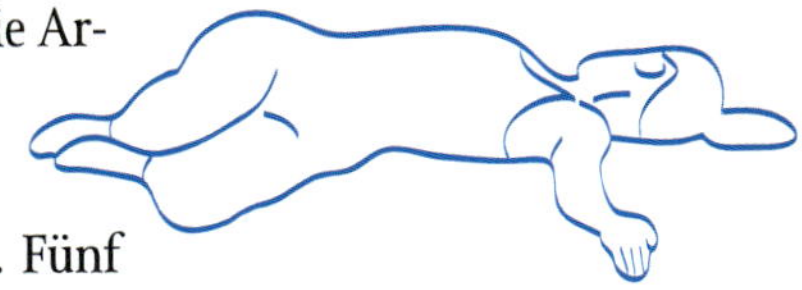

Mit dieser Übung entspannen Sie die tieferen Muskelschichten des unteren Rückens: Legen Sie sich auf den Boden, breiten Sie die Arme in Schulterhöhe seitlich aus und winkeln Sie die Beine an. Atmen Sie tief ein. Die Knie aneinander drücken und nach rechts sinken lassen. Den Kopf auf die andere Seite drehen. Fünf Atemzüge halten und dann erst den Kopf langsam wieder zur Mitte drehen und danach die Beine wieder gerade stellen. Dasselbe in die andere Richtung ausführen und ebenfalls 5 Atemzüge halten.

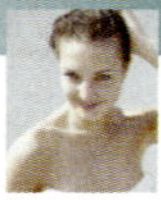

Die Schulterbrücke

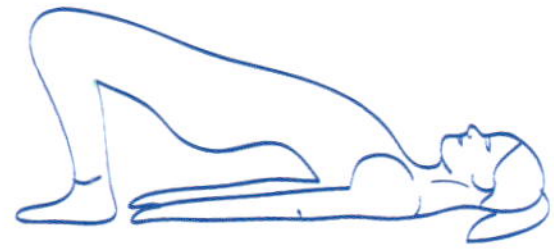

Legen Sie sich auf den Rücken, die Arme liegen gestreckt und parallel zum Körper mit den Handflächen nach unten. Winkeln Sie die Knie an und stellen Sie die Füße nahe dem Gesäß auf den Boden, die Knie berühren sich. Heben Sie Becken und Rücken langsam vom Boden ab. Verweilen Sie solange wie möglich in dieser Haltung und atmen dabei ruhig und gleichmäßig. Senken Sie das Becken langsam wieder auf den Boden ab.

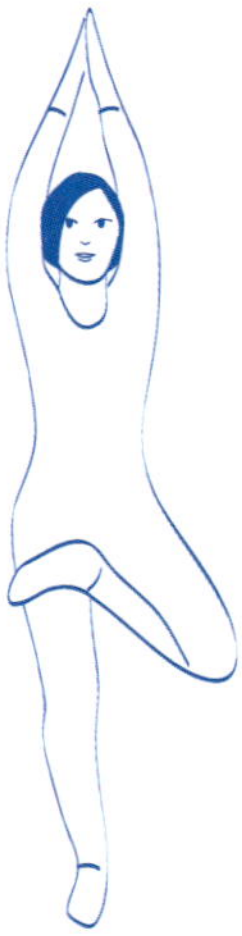

Der Baum

Sie stehen auf dem Boden und stellen einen Fuß auf die Innenseite des gegenüberliegenden Oberschenkels ab, evtl. auch nur auf dem Knie oder der Wade. Die Arme heben und dabei die Handflächen zusammenlassen. 10- bis 20-mal ruhig und entspannt ein- und ausatmen. Dann die Seiten wechseln.

Der Drehsitz

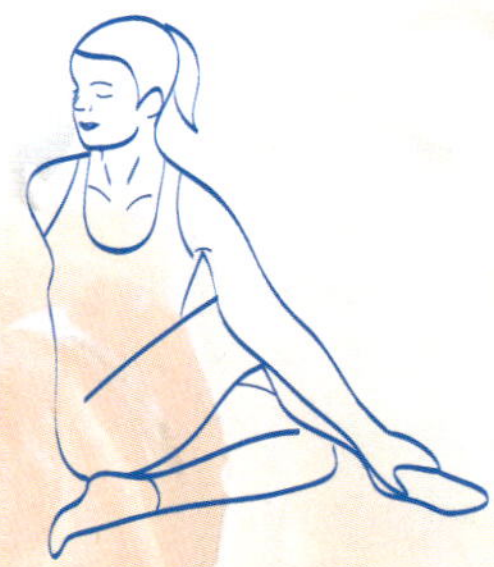

Setzen Sie sich aufrecht auf den Boden, den Rücken dabei gerade halten. Das rechte Bein wie beim Schneidersitz anwinkeln. Das linke Bein über das rechte Bein führen und dort abstellen. Den Oberkörper in Gegenrichtung des rechten Beines drehen. 5- bis 8-mal ruhig ein- und ausatmen, danach die Seiten wechseln.

Die Verneigung

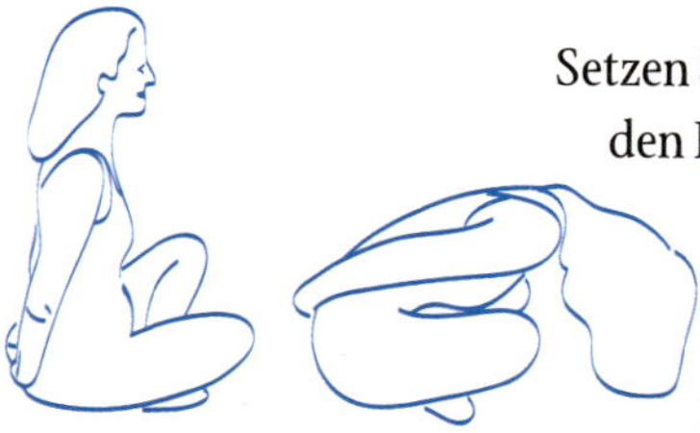

Setzen Sie sich aufrecht im Schneidersitz mit gerader Wirbelsäule auf den Boden. Atmen Sie nun langsam aus und neigen Sie den Rumpf nach vorne, bis die Stirn etwa in Höhe der Knie ist. Verharren Sie ein wenig in dieser Position und versuchen Sie, den Atem nach dem Ausatmen kurz anzuhalten. Richten Sie sich dann mit dem einströmenden Atem wieder auf.

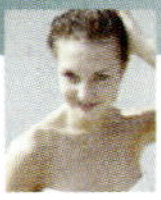

Bewegung an der frischen Luft

Auch ein Spaziergang oder eine Fahrradfahrt durch den Wald oder den Stadtpark ist eine gute Erholung. In der Natur können Sie sich wieder sammeln und die Bewegung an der frischen Luft tut gut.

Wasseranwendungen

Am Abend eignet sich ein Bad zur Entspannung. Wählen Sie sich je nach Bedürfnis Ihren Badezusatz aus.

Geeignete Badezusätze

- ein Basenbad zur Unterstützung der Entsäuerung
- ein Lavendelbad zum Entspannen
- ein Wildrosenölbad zur Stimmungsaufheiterung
- ein Bad mit Meeresalgen zur Entschlackung (Thalasso)

Das Basenbad

Besonders Basenbäder unterstützen die Entsäuerung beim Basenfasten. Durch die stark basische Badeflüssigkeit werden dem Körper die überschüssigen Säuren, die im Unterhautgewebe eingelagert sind, entzogen. Das Bad macht die Haut außerdem samtweich: Geben Sie 1/3 der Packung (etwa 170 g Badepulver) in das warme Badewasser und Sie bekommen ein mit Basen gesättigtes Badewasser. Bleiben Sie mindestens 20 Minuten im Bad. Wenn Ihr Kreislauf es verträgt, können Sie bis zu 40 Minuten in den Basen baden – je länger Sie baden, umso stärker wird die Säurenausscheidung. Wichtig ist, dass Sie danach nicht duschen, sich mit einem Handtuch nur leicht abtrocknen und die Haut nicht eincremen. Die Haut fühlt sich samtweich an und Sie fühlen sich wie neugeboren. Gehen Sie danach ins Bett oder ruhen Sie 30 Minuten.

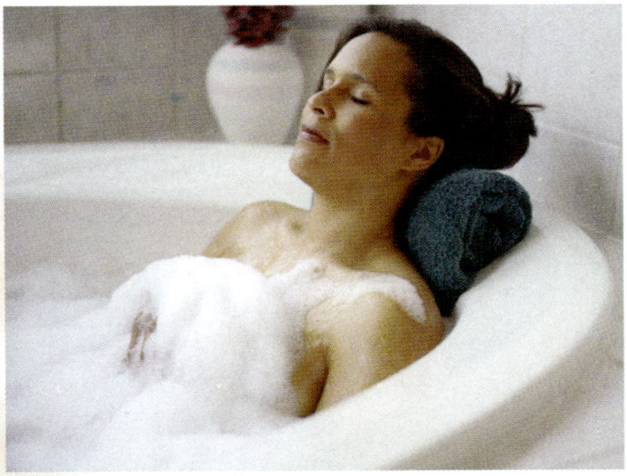

Gut zu wissen

Basenpulver erhalten Sie in Apotheken – Natriumbicarbonat als loses Pulver oder als Fertigprodukt „Bullrich's Vital Wellnessbad".

Schwimmen

Und an Tagen, an denen Sie etwas mehr Zeit haben oder am Wochenende: Gehen Sie schwimmen – auch das unterstützt die Entsäuerung und kurbelt den Stoffwechsel an. Regelmäßig ein- bis zweimal in der Woche zu schwimmen, das ist eine ideale Kombination von körperlicher Bewegung und Entspannung. Wenn Sie die Gelegenheit dazu haben, dann gehen Sie in ein Thermalbad, auch wenn diese meist genauso gechlort sind wie normale Hallenbäder. Ihre Wasserqualität ist trotzdem besser.

Sauna

Die Sauna ist eine besonders wohltuende Methode, um mal schnell zu entgiften und dabei den Stoffwechsel anzukurbeln. Besonders Frauen, die viel frieren, profitieren von der Durchwärmung in der Sauna. Übrigens: Nicht nur im Winter, auch im Sommer sollten Sie saunieren. Das stabilisiert das Immunsystem enorm. Lediglich bei Venenproblemen sollten Sie mit dem Saunieren vorsichtig sein und mit Ihrem Arzt besprechen, ob Sauna für Sie gut ist. Kombinieren Sie Ihren Saunabesuch mit Schwimmen oder Gerätetraining, dann haben Sie gleichzeitig für Ihre tägliche Bewegung gesorgt.

Die entsäuernde Wirkung der Sauna ist vor allem durch das Schwitzen gegeben. Wenn Sie während des Basenfastens in die Sauna gehen, dann werden Sie möglicherweise feststellen, dass Sie besonders stark schwitzen oder dass Ihr Schweiß unangenehm riecht. Das ist ein Effekt der Entsäuerung durch Basenfasten und völlig normal.

Sauna während des Basenfastens unterstützt die Entschlackung.

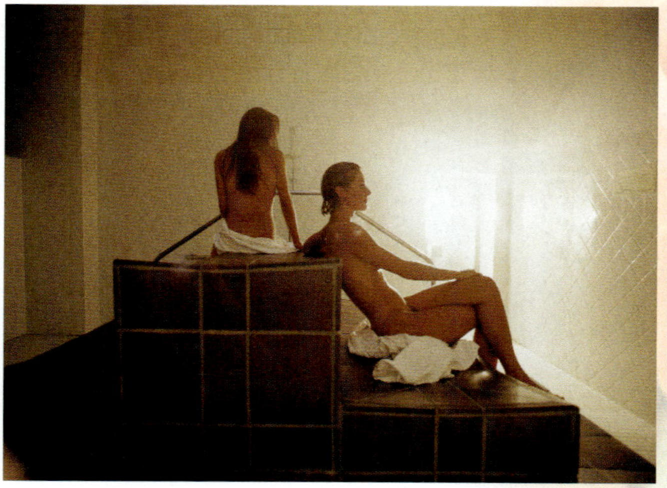

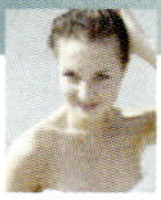

Das Luxus-Wohlfühlprogramm

Die schönste Belohnung für eine stressige Woche ist ein Wellnesstag, wie er in vielen Bädern und Hotels angeboten wird. Die Angebote sind sehr vielfältig und ich möchte Ihnen einige vorstellen, die besonders tiefgreifend und entschlackend sind.

Römisch-Irisches Bad

Römisch-irische Bäder mit Thermalwasser gibt es in einigen Kurorten, unter anderen das Friedrichsbad in Baden-Baden. Ein Aufenthalt im Römisch-irischen Bad besteht aus mehreren Stationen: Sanarium, Dampfbad, Seifenbürstenmassage, Thermalbad, Thermalsprudelbad, Thermalbewegungsbad. Die Prozedur dauert etwa drei Stunden und schließt mit einer 30-minütigen Ruhephase ab. Und: Sie fühlen sich hinterher wie neugeboren.

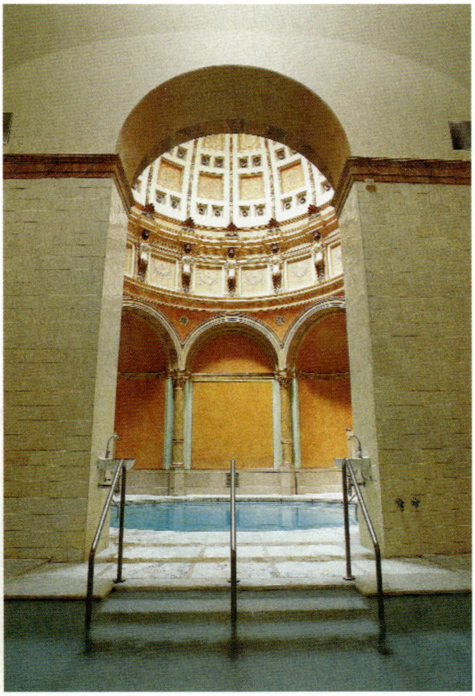

Das Friedrichsbad in Baden-Baden.

Hamam

Eine andere Badeprodezur, nach der Sie sich danach ebenso pudelwohl fühlen werden, ist das orientalische Reinigungsbad Hamam. Das Hamam ist ursprünglich ein Reinigungsritual aus dem islamischen Kulturkreis – Hamam bedeutet „Wärmespender".

Im arabischen Raum sind diese Badeanstalten weit verbreitet. Sie bestehen aus mehreren Räumen: einem Vorraum, einem Übergangsraum von 25–30 °C Wärme und einer Luftfeuchtigkeit von 80–90 %, einem Heißluftraum von 30 °C und mehr als 90 % Luftfeuchtigkeit und einem Ruheraum. Im Heißluftraum befindet sich in der Mitte ein achteckiger Stein, der so genannte Nabelstein, auf dem der Bademeister die Massage durchführt. Nach einer Grundreinigung mit einem Handschuh aus Ziegenleder erfolgt eine 20–30 Minuten lange Massage mit Seifenschaum. Alle Körperteile, auch der Kopf, werden gereinigt und massiert – danach begibt man sich in den Ruheraum.

Die westlichen Hamamräume sind nicht so aufwändig gebaut. Da sie meist eine „Nebenabteilung" von Kurbädern und Hotels darstellen, besteht das Hamam meist nur aus einem Heißluftraum mit Massagestein und einem Ruheraum. Dennoch ist es ein umfassendes Reinigungsritual und unterstützt die Entsäuerung optimal. Ich liebe es.

Massagen

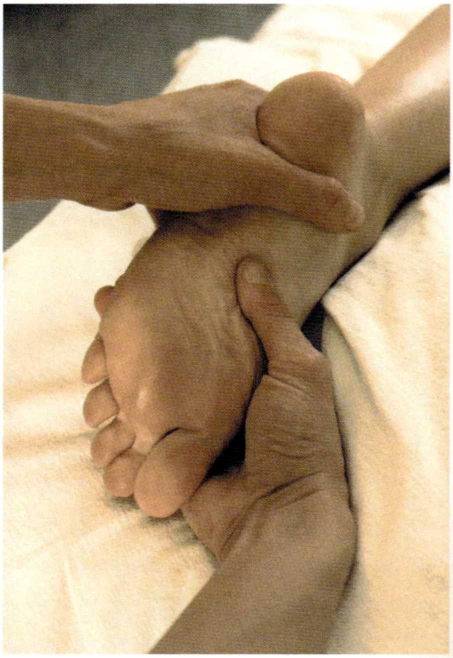

Fußreflexzonenmassage

Neben der klassischen Massage gibt es inzwischen zahlreiche Massagetechniken, die, je nach Technik und Können des Masseurs, eine gute Entspannungsmöglichkeit für gestresste Frauen sind. Gönnen Sie sich ab und zu eine Massage – ideal ist sie in Kombination mit einem Saunagang. Egal, ob Rückenmassage, Ganzkörpermassage oder Fußreflexzonenmassage: Sie wirken direkt auf das Bindegewebe und kurbeln so den Stoffwechsel an.

Und wenn Sie sich mal was ganz besonderes gönnen wollen: Gönnen Sie sich eine ayurvedische Massage. Das ist das Sahnehäubchen der Massagen.

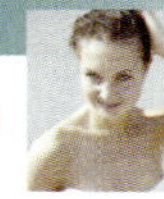

• Die ayurvedische Massage

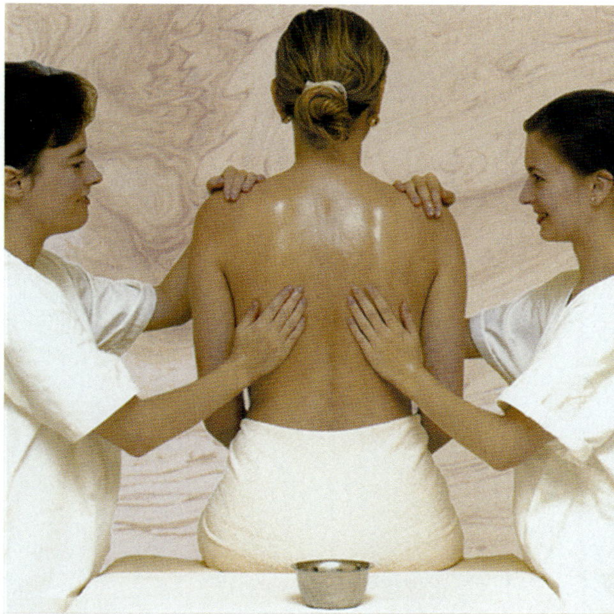

Eine vierhändige ayurvedische Ganzkörpermassage ist Entspannung und Genuss pur.

Um in den Genuss ayurvedischer Massagen zu kommen, müssen Sie mittlererweile nicht mehr in eine Kurklinik in Deutschland oder nach Indien fahren. Ayurveda – eigentlich die traditionelle umfassende indische Gesundheitslehre – ist in den vergangenen Jahren sehr in Mode gekommen und hat sich vor allem im Wellnessbereich vieler Hotels und Kosmetiker etabliert. Im Wellnessbereich werden vor allem verschiedene Massagen angeboten, die wirklich herrlich sind, wenn sie richtig durchgeführt werden. Vor allem die Synchronmassage, eine vierhändige Ganzkörpermassage ist Entspannung pur – zwar nicht ganz billig, aber so gut wie ein Kurzurlaub. Besonders tiefgreifend wirkt die Synchronmassage, wenn die für Ihren Typ passenden Öle verwendet werden. Im Ayurveda geht man von drei Grundtypen aus: Vata, Pitta und Kapha. Die meisten Menschen entsprechen nicht einem Grundtyp, sondern einer individuellen Mischung von zwei oder allen drei Typen. Werden die Ihrem Typ entsprechenden Öle zur Massage verwendet, dann werden dadurch Ihre Ungleichgewichte ausbalanciert. Gleichzeitig wirkt die Synchronmassage sehr entschlackend.

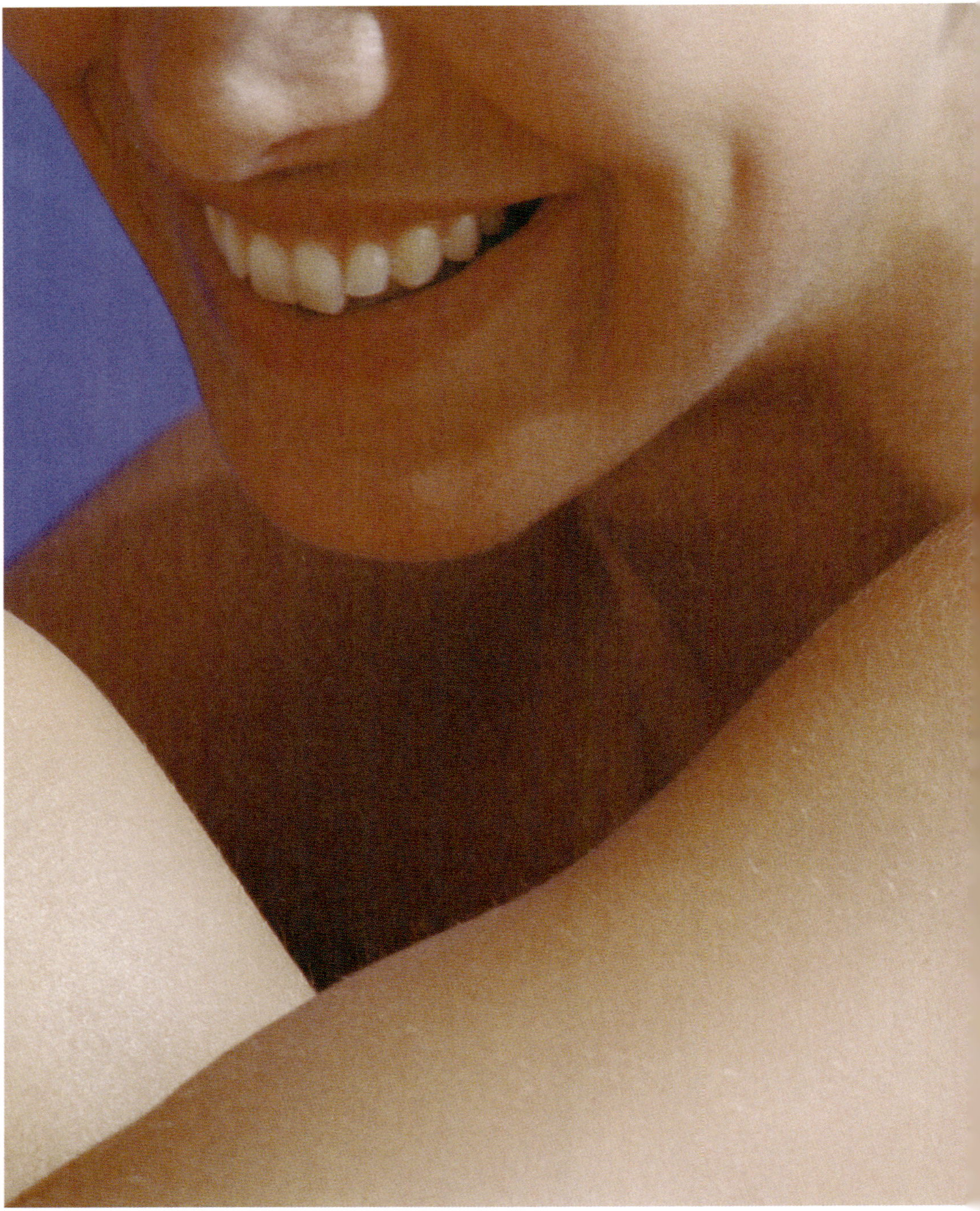

Das können Sie zusätzlich tun

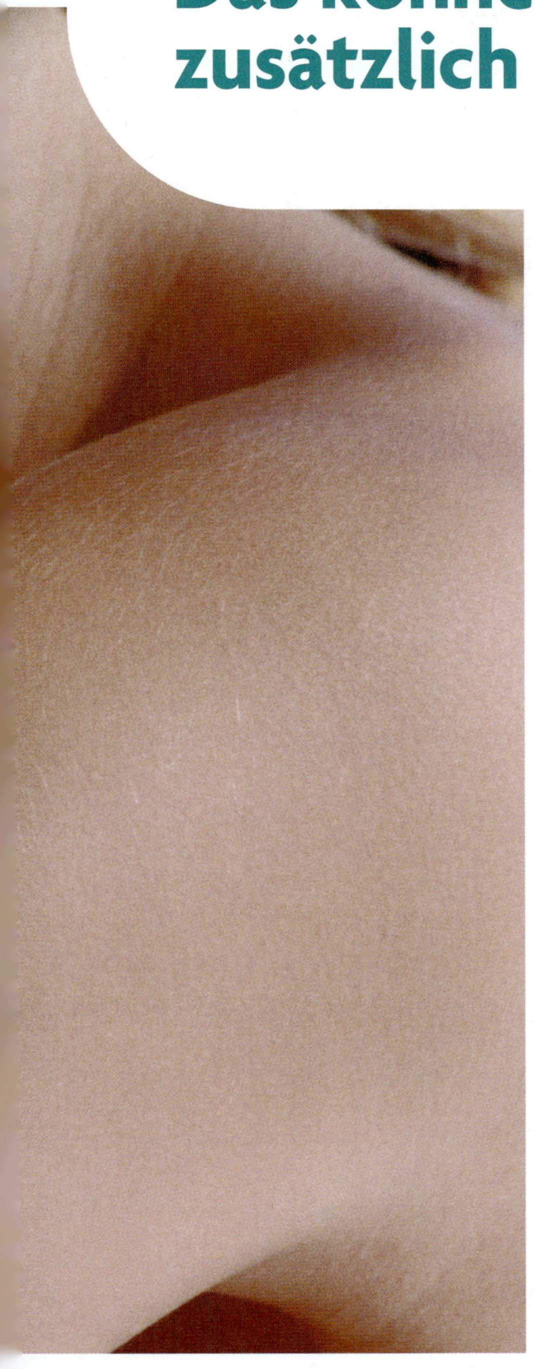

Basenfasten entlastet und entsäuert und bildet damit die Grundlage für ein gesundes Funktionieren aller Organe und Gewebe. Vor allem dann, wenn Gesundheitsstörungen chronisch geworden sind – und das ist meist ein schleichender Prozess – kann es notwendig werden, dass weitere therapeutischen Schritte unternommen werden.
Und Basenfasten lässt sich wunderbar mit Therapieverfahren aus der Naturheilkunde kombinieren.

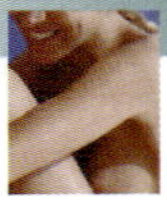

Heilpflanzen für Frauen

Die Pflanzenheilkunde – die Phytotherapie – bietet eine Reihe gut wirksamer und vor allem unbedenklicher Heilpflanzen. Seit in den sechziger Jahren die Hormonpräparate auf den Markt kamen, wurden Heilpflanzen etwas unpopulär. Doch seit einigen Jahren erfahren sie einen nie dagewesenen Aufschwung. Vor allem die neueren Diskussionen um das eventuelle Krebsrisiko, das von Hormonpräparaten ausgeht, lässt Frauen und Frauenärzte mehr und mehr zu natürlichen Mitteln umsteigen.

• Frauenmantel (Alchemilla vulgaris)

Bei schmerzhafter Regel und Ausfluss

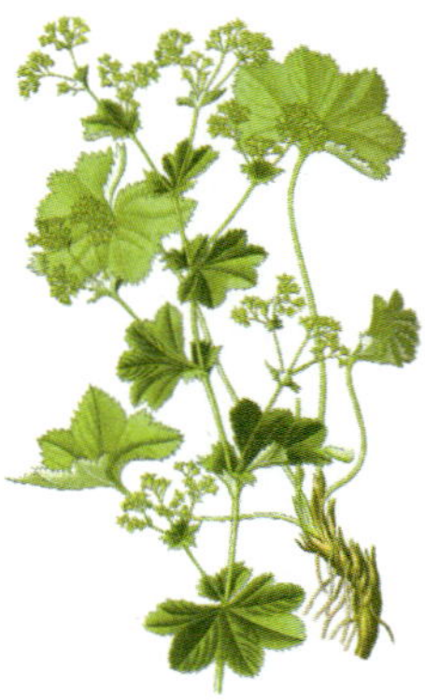

Das Frauenmantelkraut gehört zu den ältesten in der Frauenheilkunde eingesetzten Pflanzen. Es wirkt gegen Regelschmerzen und ist bei Unterleibsentzündungen und bei Weißfluss wirksam. Auch im Garten sind seine runden Blätter mit den Tautropfen ein schöner Anblick. Aus dem frisch blühenden Kraut wird eine Tinktur zubereitet, die als Alchemilla Urtinktur in Apotheken erhältlich ist.

- **Dosierung:** 3-mal täglich 3–5 Tropfen Alchemilla Urtinktur vor den Mahlzeiten.
  In der Volksheilkunde wird Frauenmantelkraut auch als Tee verwendet: 2 Teelöffel getrocknetes Kraut mit 0,5 Liter Wasser übergießen und erhitzen, 10–15 Minuten ziehen lassen und abseihen.

• Schafgarbe (Achillea millefolium)

Bei schmerzhafter Regel und bei Blutungen

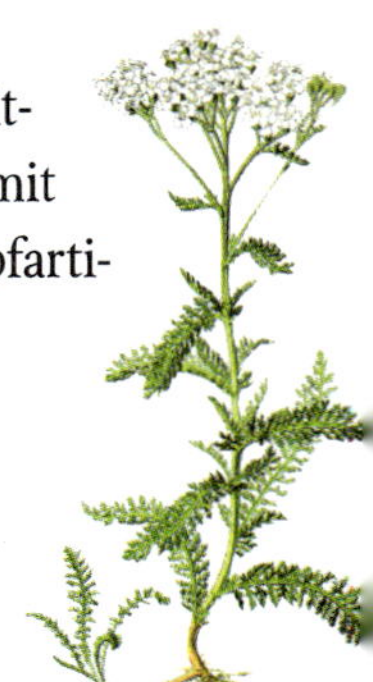

Auch die Schafgarbe gehört zu den bewährten Frauenmitteln und hilft bei Regelschmerzen, vor allem wenn sie mit starken Blutungen verbunden sind, bei anderen krampfartigen Beschwerden sowie bei Verdauungsbeschwerden.

- **Dosierung:** 3-mal 5 Tropfen Schafgarbenurtinktur.

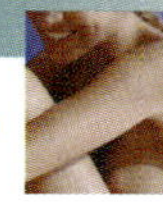

Mönchspfeffer, Keulschlamm (Vitex agnus-castus)

Regt die Gelbkörperproduktion an

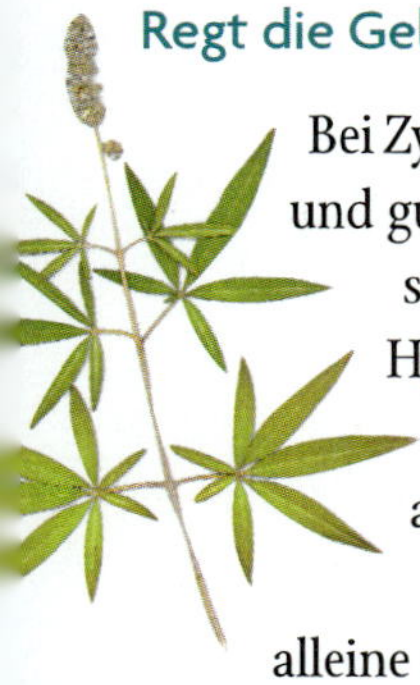

Bei Zyklusstörungen ist der Mönchspfeffer ein gut erforschtes und gut wirksames Pflanzenheilmittel. Wie zahlreiche Untersuchungen ergeben haben, regt Mönchspfeffer über den Hypothalamus und über die Hypophyse die Gelbkörperproduktion an, weshalb es bei Zyklusstörungen und auch bei ausbleibender Regel hilft. Auf dem Markt gibt es eine ganze Reihe an Präparaten, die Mönchspfeffer alleine oder Mönchspfeffer zusammen mit Cimicifuga oder in anderen Kombinationen enthalten.

Johanniskraut (Hypericum perforatum)

Gegen depressive Verstimmungen

Johanniskraut ist ein Klassiker in der Behandlung von Depressionen und Schlafstörungen geworden. Eine Apothekerin aus dem Schwarzwald – übrigens die Cousine meiner Großmutter – hat das erste deutsche Johanniskrautpräparat zusammen mit ihrem Mann entwickelt. Sie war es auch, die mich auf zahlreichen Wanderungen der Heilpflanzenwelt näher brachte und in mir den Wunsch erweckte, mich in diese Berufsrichtung zu entwickeln. Das Präparat ist noch heute unter dem Namen Hyperforat im Handel. Auch wenn es nicht in allen Fällen hormonell bedingter Gemütsschwankungen hilft, so ist es doch immer einen Versuch wert.

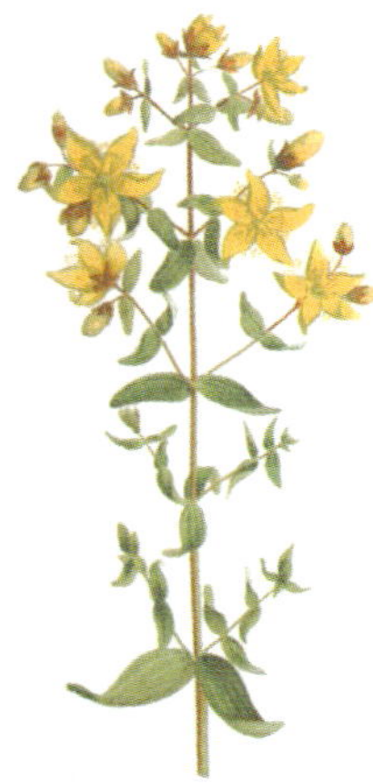

- **Dosierung:** 3-mal täglich 15–20 Tropfen zwischen den Mahlzeiten.

Traubensilberkerze (Cimicifuga racemosa)

Gegen Regelschmerzen und Wechseljahresbeschwerden.

Die Traubensilberkerze wird im Volksmund Wanzenkraut genannt. Präparate, die Cimicifuga enthalten, wie zum Beispiel Klimaktoplant, gehören zu den Klassikern der Frauenheilmittel gegen Wechseljahres-

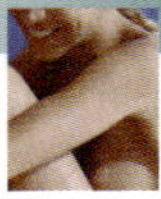

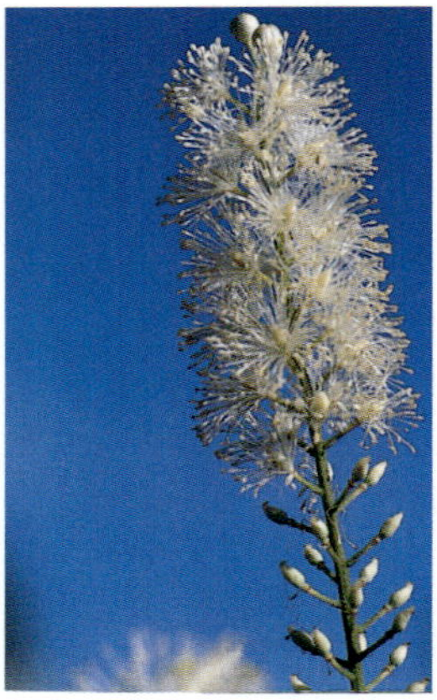

Traubensilberkerze (DHU).

beschwerden. Vor allem dann, wenn die Wechseljahresbeschwerden mit starken Hitzewallungen, Schweißausbrüchen, Herzklopfen, mit innerer Unruhe, Schlafstörungen und/oder depressiven Verstimmungen einhergehen, haben sich Traubensilberkerzenpräparate sehr bewährt.

- **Dosierung:** 3-mal täglich 2 Dragees; bei Besserung der Beschwerden eine Erhaltungsdosis von 2-mal täglich 2 Dragees vor den Mahlzeiten (Klimaktoplant).

Hirtentäschel (Capsella bursa-pastoris)

Gegen Blutungen

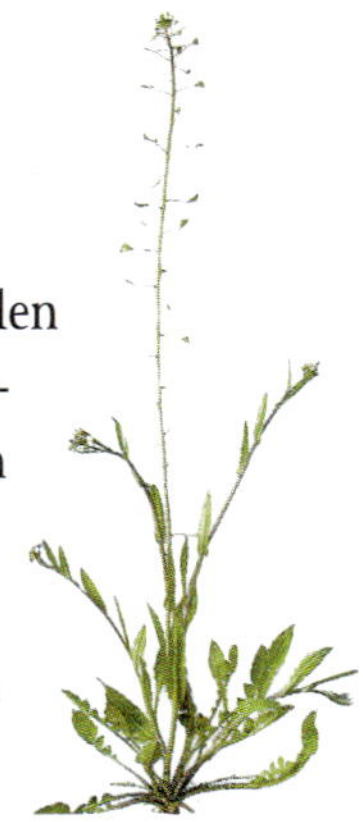

Hirtentäschel, ein unscheinbares Kraut, das an vielen Wegrändern wächst, ist ein altbewährtes Mittel gegen Nasen- und Schleimhautblutungen und den damit verbundenen Erschöpfungszuständen. Verwendet wird das frisch blühende Kraut.

- **Dosierung:** 3-mal täglich 3–5 Tropfen Bursa pastoris vor den Mahlzeiten.

Rotkleeextrakt

Natürliche Östrogene

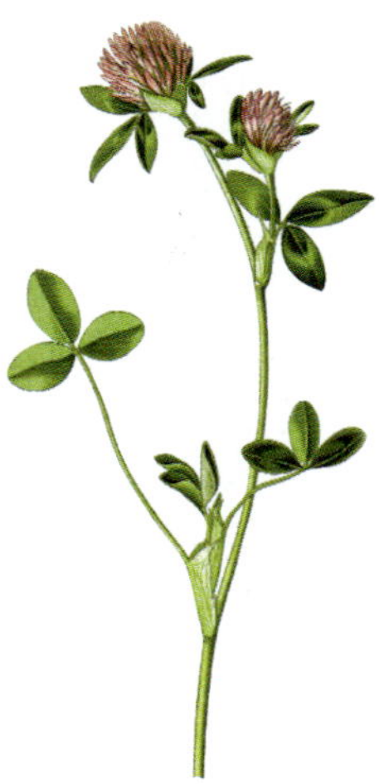

Vor einigen Jahren entdeckte man Rotkleeextrakt als pflanzliches Östrogen. Pflanzliche Östrogene – so genannte Phytoöstrogene – sind die großen Hoffnungsträger in der Therapie der Wechseljahresbeschwerden. Wenn in den Wechseljahren die körpereigene Östrogenproduktion nachlässt, verlangsamen pflanzliche Östrogene die Auswirkungen der körperlichen und seelischen Folgeerscheinungen. Sie wirken wie Östrogene und sind, im Gegensatz zur Hormonersatztherapie, nicht mit einem Krebsrisiko behaftet (s. auch Soja). Es werden ständig Pflanzen entdeckt, wie auch die in Asien, Afrika und Amerika heimische Yamswurzel, die solche Wirkungen aufweisen – allerdings greifen wir hier noch auf ein sehr dünnes Erfahrungsspektrum zurück.

● Soja

Ebenfalls ein natürlicher Östrogenersatz?

Relativ neu auf dem Markt sind Sojapräparate. Was hier wirkt sind verschiedene Isoflavone wie beispielsweise Genistein, die es in dieser großen Menge wohl nur in der Sojabohne gibt. Isoflavone gehören zu der Gruppe der bioaktiven Stoffe – Pflanzenstoffe, deren Bedeutung für die menschliche Gesundheit erst allmählich bekannt wird. Man geht zur Zeit davon aus, dass Isoflavone eine sowohl antioxidative (zellschützend wie Vitamin C und E) als auch eine teilweise östrogenartige Wirkung haben, also in einigen Geweben wie Östrogene wirken, in anderen Geweben dagegen nicht. Die Isoflavone aus der Sojabohne scheinen das Herz und die Knochen zu schützen und Gebärmutter und Brust nicht negativ zu beeinflussen (s. auch Seite 29 ff).

Neuere Studien belegen jedoch eindeutig, dass der Schutz vor Krebs nur dann vorhanden ist, wenn Frauen in ihren ersten 20 Lebensjahren mindestens 11 g Sojaeiweiß pro Tag zu sich genommen haben – dies entspricht 300 ml Sojamilch und 100 g Tofu täglich! Man hat hier insbesondere Japanerinnen, die auffallend selten Brustkrebs bekommen, untersucht. Der Verzehr von Sojaprodukten im Erwachsenenalter bewirkt jedoch offenbar keine Verringerung des Brustkrebsrisikos.

Die Sojabohne ist also noch nicht gänzlich erforscht und viele andere Pflanzen und homöopathische Zubereitungen blicken auf einen weit größeren Erfahrungsschatz zurück, dem man wirklich vertrauen kann. Viele Frauen berichten jedoch, dass ihnen Soja bei Beschwerden wie Hitzewallungen und Befindlichkeitsstörungen hilft. Allerdings muss ein Präparat, das Ihrer Freundin geholfen hat, nicht unbedingt Ihnen helfen, denn die Ansprechbarkeit auf Medikamente, egal ob schulmedizinisch oder naturheilkundlich, ist höchst individuell. Natürlich können Sie sich aufgrund unserer kurzen Beschreibungen ein für Sie passendes Mittel aussuchen. Wenn Sie jedoch unsicher sind beziehungsweise das Mittel nicht den gewünschten Erfolg bringt, dann sollten Sie sich an einen Arzt oder Heilpraktiker wenden, der sich mit diesen Therapien eingehend beschäftigt.

Homöopathie für Frauen

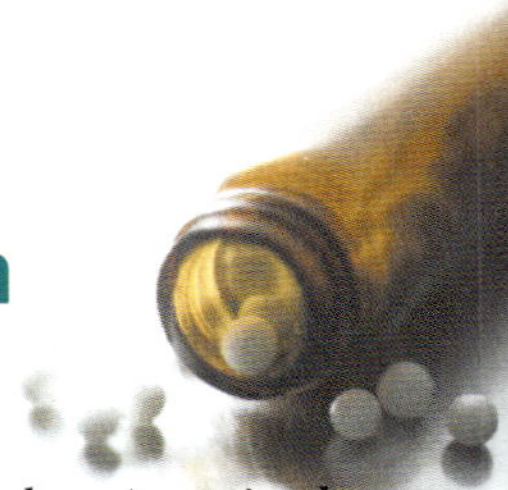

INFO

Zur medizinischen Abklärung jeglicher Beschwerden oder Auffälligkeiten müssen Sie auch Ihren Hausarzt und/oder Ihren Frauenarzt aufsuchen.

Die Selbstbehandlung von Laien mit homöopathischen Arzneien hat in Deutschland eine lange Tradition, die mehr als 150 Jahre zurück reicht. Hierbei muss gesagt werden, dass der Laie nur einfache akute Krankheitsbilder erfolgreich selbst behandeln kann. Eine gute Einführung in diese Materie erhalten Sie in dem kleinen Büchlein „Homöopathische Hilfe – Homöopathische Selbstbehandlung in dringenden Fällen" (von Dr. med. Uwe Friedrich, Klar Verlag, Augsburg, ISBN 3-938461-00-4). Denjenigen, die sich intensiv mit Homöopathie befassen möchten, sei das „Lehrbuch der Homöopathie" von Genneper und Wegener (Haug Verlag) empfohlen.

Die Behandlung chronischer, also länger andauernder Beschwerden sollte dem erfahrenen Homöopathen vorbehalten bleiben. Chronisch bedeutet, dass die Beschwerden seit Jahren immer wiederkehren. Die Beschwerden, die in diesem Buch geschildert werden, sind zumeist chronischer Natur, wie PMS, Hautausschläge und Migräne. Es liegt also in der Natur der Sache, dass wir von Seiten der Homöopathie dem Laien keine Patentrezepte für die beschriebenen Symptome liefern können. Dennoch können Sie einen Versuch der Selbstbehandlung unternehmen, wenn Sie bestimmte Regeln beachten (s. unten).

Die zu behandelnden Beschwerdebilder grenzen wir ein auf solche, die einen Bezug zum weiblichen Zyklus haben. Psychische Stimmungen und Befindlichkeiten werden ebenfalls berücksichtigt und können für die Auswahl der Arznei entscheidend sein.

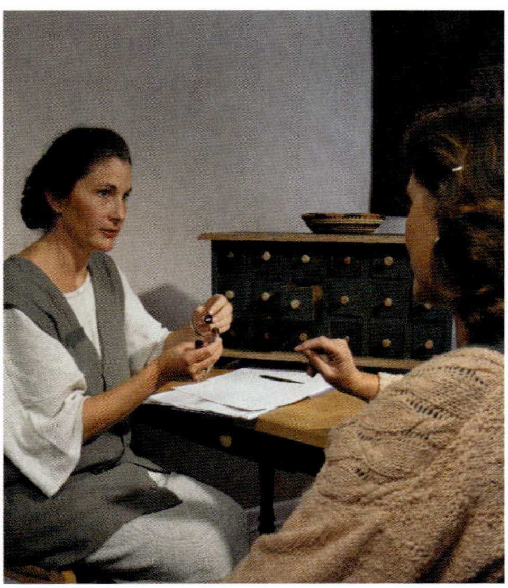

Nach etwa vier Wochen sollten Sie sich einen erfahrenen Homöopathen suchen, der die weitere Behandlung übernimmt.

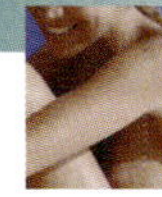

So finden Sie das „richtige“ homöopathische Arzneimittel

Setzen Sie sich in einer ruhigen Minute hin und schreiben Sie Ihre zyklusabhängigen Beschwerden auf ein Blatt Papier. Nehmen Sie für jedes Stichwort eine Zeile, so dass eine gut lesbare Auflistung entsteht.

Diese Symptomliste vergleichen Sie mit den unten folgenden Beschreibungen einiger homöopathischer Arzneien, die bei „Frauenleiden“ gerne benutzt werden: Calcium carbonicum, Lachesis, Lycopodium, Natrium muriaticum (=Natrium chloratum), Phosphorus, Pulsatilla, Sepia. Nehmen Sie sich Zeit, um die Arzneimittelbeschreibungen mit Ihrer Symptomliste zu vergleichen. Vergleichen heißt: suchen Sie nach Ähnlichkeiten. Die Arznei, die die größten Ähnlichkeiten oder Übereinstimmungen mit Ihrer Liste aufweist, passt zur Zeit am besten zu Ihnen. Allerdings sind die Arzneimittelbeschreibungen nicht vollständig. Sie sind hier zusammengestellt unter dem Blickwinkel „frauentypischer“ Beschwerden und geben nur Auszüge wieder.

Es ist auch durchaus möglich, dass Sie keine Ähnlichkeiten finden, weil *Ihre* Beschwerden eben anders sind. In diesem Fall experimentieren Sie bitte nicht. Entscheiden Sie sich nur dann für eine der Arzneien, wenn die Ähnlichkeit „ins Auge springt“. Falls Sie sich nicht in einer der Beschreibungen wiedererkennen, so sollten Sie gleich einen Homöopathen aufsuchen.

Nehmen Sie niemals zwei oder mehrere Arzneien gleichzeitig ein!

Calcium carbonicum (Austernschalenkalk)

- Niedergeschlagen und melancholisch; zu Furcht und Angst aufgelegtes Gemüt. Nervöse Angegriffenheit; Schreckhaftigkeit; Eigensinn; Verdrießlichkeit; Ärger über Kleinigkeiten.
- Heiße Blutwallungen, von der Magengrube bis zum Kopf. Große Empfindlichkeit gegen kalte Luft. Jucken im Schambereich, auch mit Stechen, Brennen, Beißen. Druckschmerz in der Scheide; Stechen im Muttermund. Zwischenblutungen; Regel zu früh, zu stark.
- Vor der Regel: wollüstige Träume; Kopfweh; große Angegriffenheit und Schreckhaftigkeit; Frost (nach dem Abendessen) und dann Leibschmerzen die ganze Nacht; Ausfluss schleimig (wie Milch).
- Während der Regel: Blutandrang zum Kopf, mit Hitze im Kopf; Übelkeit, Brechreiz und vergeblicher Stuhldrang; Bauchschmerzen unterschiedlicher Art, mit Unruhe bis zur Ohnmacht; unwillkürlicher Harnabgang bei Bewegung.

Gut zu wissen

INFO

Alle folgenden Arzneimittelbeschreibungen stammen aus: G. H. G. Jahr, Ausführliche Arzneimittellehre, Band I und II, Bernd von der Lieth, Verlag für homöopathische Literatur, Hamburg 2001.

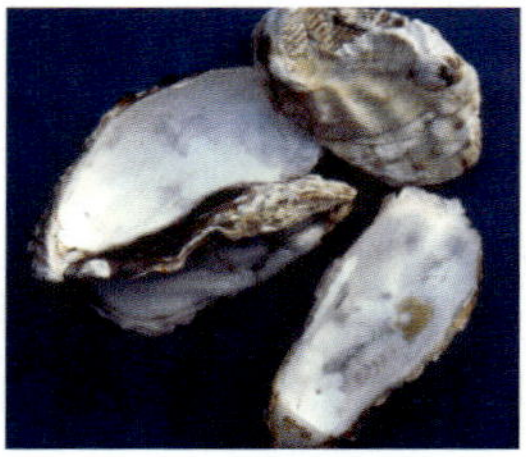

Austern mit Perlmuttschicht (DHU)

- Ausfluss: vor der Regel; schleimig, milchig, mit Brennen und Jucken im Schambereich.
- Brüste: Schmerzen; Wundschmerz der Brustwarzen, besonders bei Berührung; Schwellung und Entzündung einer Warze; Schwellung und Hitze einer Brust; geschwollene Drüsen.

Lachesis (Buchmeisterschlange)

- Sehr aufgeregt und gesprächig, von einer Idee zur anderen springend, besonders abends, auch bei körperlicher Erschlaffung.
- Schmerzen im Genitalbereich, wie geschwollen, Berührung wird als unerträglich empfunden. Aufsteigende Schmerzen bis in die Brust. Regel zu früh, zu kurz, zu schwach, oder aussetzend, mit vielen Beschwerden, in den klimakterischen Jahren.
- Vor der Regel: Schwindel mit Kopfweh; Nasenbluten; Anfälle von Magendrücken, mit Brustkrampf und Aufstoßen. Ausfluss: reichlich, beißend, schleimig, hinterlässt grünliche Flecken. Großes Unwohlsein, zehn Tage lang, mit Schneiden im Bauch, als würde die Regel jeden Augenblick eintreten.
- Während der Regel: Reißen im Leib; Klopfen im Kopf. Am ersten Tag starke Schmerzen, mal im Kreuz, mal im Bauch, oder Zerschlagenheit der Hüften. Starkes, wehenartiges Pressen von den Lenden herab. Heftige Krämpfe im Bauch.

Lycopodium (Kolben- oder Keulenbärlapp)

- Übellaunigkeit, z. T. heftige Reizbarkeit besonders nachmittags oder auch später. Misstrauen, Menschenscheu.
- Eine Extremität heiß, die andere kalt. Im Genitalbereich reißende Stiche. Heftiges Brennen in der Scheide beim und nach dem Geschlechtsverkehr. Ziehen oder Drängen im Schoß, als würde die Regel eintreten, auch in der Menopause. Langwierige Trockenheit der Scheide. Regel zu früh oder aber zu lang und zu stark. Periode um einige Tage verzögert. Zwei Tage nach Ende der Periode erneute Blutung.

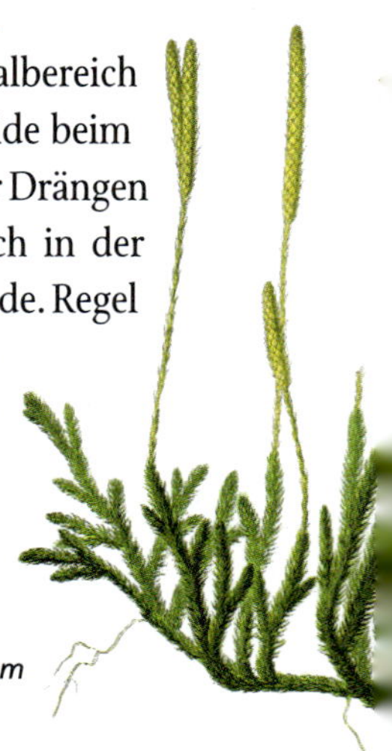

Lycopodium

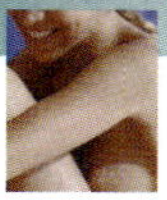

- Vor der Regel: Bauch aufgetrieben; Schwere der Beine; kalte Füße; Frieren mit Unwohlsein. Sehr melancholisch, traurig, verzagt und missmutig.
- Während der Regel: starkes Jucken im Schambereich. Zusammenschraubendes Kopfweh in den Schläfen, als würde die Stirn zerspringen. Dumpfer Kopfschmerz fast wie Reißen. Säure im Mund, mit belegter Zunge. Übelkeit. Starke Kreuzschmerzen beim Aufstehen aus dem Bett, so dass man sich fast nicht bewegen kann.
- Nach der Regel: Stiche im Kopf.
- Ausfluss: ruckweise abgehend; milchartig, aber auch rötlich; davor Schneiden im Unterbauch.
- Brüste: Wundheit der Brustwarzen oder Schorf darauf, mit Stechen.

INFO

Bei wunden oder verschorften Brustwarzen bitte unbedingt einen Arzt aufsuchen!

Natrium muriaticum (Natrium chloratum, Kochsalz)

- Weinerliche Schwermut; starke Neigung zum Weinen. Trostzuspruch greift nur noch mehr an. Kann nicht weinen. Hitziges Auffahren über jede Kleinigkeit. Zornige Leidenschaftlichkeit und Bosheit. Große Heiterkeit, auffallende Neigung zum Lachen. Wechsel von ärgerlicher Verdrießlichkeit und höchster Ermattung mit Munterkeit und Leichtigkeit der Glieder.
- Jucken im Schambereich. Ausfallen der Schamhaare. Abneigung gegen Geschlechtsverkehr. Regel zu spät und zu schwach; zu kurz, nur einen Tag dauernd. Beginn der Regel sehr schwach, dann aber sehr reichlich, Wundschmerz im Bauch. Die lange ausgebliebene Regel kommt wieder, auch bei 50-jähriger Frau. Regel zu früh; zu stark; zu lange dauernd. Schwärzliche Blutung.
- Vor der Regel: Beängstigung; Schwermut; Ärgerlichkeit; Kopfschmerz.
- Während der Regel: traurig; ängstlich. Kopfschmerz; abendliche Gesichtshitze. Krampfschmerz im Unterbauch. Brennen und Schneiden im Schoß, beim Wasserlassen und im Sitzen. Harter Stuhl. Nächtliche Hitze mit großem Durst und Schlaflosigkeit.
- Nach der Regel: Benommenheit und Schwere des Kopfes, wie von Blutandrang. Abneigung gegen Geschlechtsverkehr, trockene, beim Geschlechtsverkehr schmerzhafte Scheide.

- Ausfluss: nachts oder morgens, nach Zusammenziehen im Bauch und Herabpressen wie bei der Regel. Ausfluss scharf; juckend; grünlich; mit Kopf- und Bauchschmerz, Neigung zu schleimigem Durchfall mit Bauchschmerz.
- Brüste: Stechen in der Brust.

Phosphorus (Gelber Phosphor)

- Traurigkeit, Melancholie mit Niedergeschlagenheit. Ängstlichkeit; mit Reizbarkeit, beim Alleinsein. Furcht vor Dunkelheit. Überempfindlichkeit aller Sinne, große Schreckhaftigkeit. Lebhafte Fantasie.
- Stiche durch das Becken, von der Scheide bis in die Gebärmutter. Reißen im Genitalbereich. Abneigung gegen Geschlechtsverkehr. Periode zu spät oder zu früh; zu wässrig; zu stark und zu lang, auch mit Kreuz- und Bauchschmerzen. Eintritt der viele Wochen oder Monate ausgebliebenen Regel. Zwischenblutungen.
- Vor der Regel: Ausfluss, Harndrang und viel Weinen.
- Während der Regel: starke Leibschmerzen; Schneiden im Bauch, wie mit Messern, Rückenschmerzen und Erbrechen. Frieren mit kalten Händen und Füßen. Stechendes Jucken von Hämorrhoiden; stechendes Jucken am ganzen Körper. Benommenheit und Abspannung, so dass Sie beim Lesen einschlafen. Starke Rückenschmerzen, wie zerschlagen, mit Ziehen im ganzen Körper, Herzklopfen und Ängstlichkeit; Kneifen über dem Magen, mit Zusammenziehschmerz, Müdigkeit und Mattheit zum Umfallen und starker Übelkeit. Stechen in der Stirn, mit Zufallen der Augen und Neigung zum Liegen. Wechselnde Zustände von Frieren und Hitze. Starke Übelkeit beim Aufrichten im Bett, saures Erbrechen, Brustbeklemmung, kalter Stirnschweiß und Schwindel beim Gehen. Krampfhafte Zusammenziehung der Beine; Zerschlagenheit der Glieder.
- Nach der Regel: große Schwäche, mit dunklen Ringen um die Augen und Ängstlichkeit.
- Ausfluss: milchartig; schleimig; scharf, wundmachend; beißend; zäh; reichlich.
- Brüste: Stiche in der Brust.

Pulsatilla (Küchenschelle)

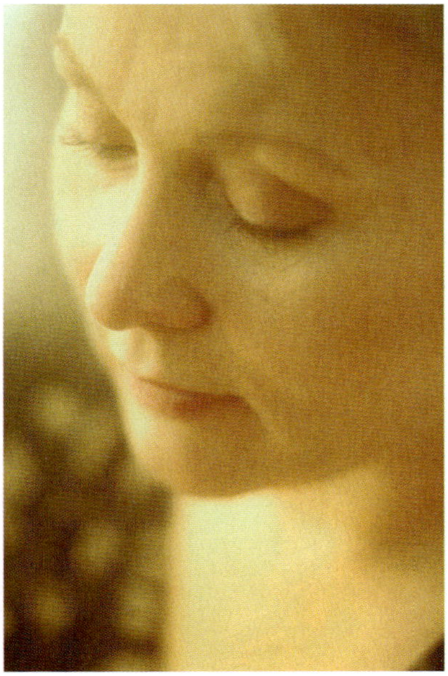

Nicht nur körperliche Symptome, auch Stimmungen helfen beim Finden des „richtigen“ Homöopathikums.

- Melancholische, düstere Stimmung; Schwermut; Weinen. Stilles Wesen; Grämlichkeit. Ängstlichkeit; Unruhe. Menschenscheu; Unentschlossenheit; Verdrießlichkeit. Große Neigung, alles übel zu nehmen. Gemütsleiden, besonders nach Kränkung oder nach der Entbindung.
- Wehenartig ziehendes Spannen im Unterbauch. Gebärmutterkrämpfe, wie Wehen. Schneiden im Muttermund. Brennendes Stechen in der Scheide und an den Schamlippen. Unterleibskrämpfe, besonders nach Verkühlung, insbesondere im Wasser. Dabei Übelkeit und Brechreiz, auch bei vollem Appetit. Zögernder Beginn oder Unregelmäßigkeit der Regel in der Pubertät, mit vielfältigen, dadurch bedingten Beschwerden. Zu frühe Regel; zu lange dauernd; zu kurz; starke Regel, bei zögerndem Eintritt der Regel.
- Vor der Regel: Frieren, Neigung sich zu strecken und zu dehnen, Gähnen. Schwere im Bauch, wie ein Stein. Stuhldrang. Koliken, Unterleibskrämpfe; Bauchschmerzen mit Erbrechen; Schwindel und Aufstoßen; Druck auf Blase und Mastdarm. Magenkrämpfe, davor und dabei Seitenstechen, hervorgerufen durch Bewegung des Armes, Atmen und lautes Sprechen.
- Während der Regel: Stechen in der Brust, beim Atmen; Magenschmerz, Herzdrücken, Drücken im Bauch und im Kreuz, mit Neigung zum Einschlafen der Beine im Sitzen. Frieren und Gesichtsblässe. Halbseitige Kopfschmerzen. Blut dick und schwarz und nur einige Male am Tag ruckweise abfließend. Blut nur am Tag fließend im Gehen, nachts gar nicht. Klumpiges, dickes, dunkles Monatsblut, oder blasses, wässriges. Blutungen in den Wechseljahren, mit bald stockendem, bald heftigem Abgang, und untermischten geronnenen Klumpen.
- Ausfluss: brennend; dünn; scharf; milchartiger, dicklicher weißer Schleim.
- Brüste: Schwellung und/oder Spannen der Brüste. Jucken der Brustwarzen, das durch Kratzen nicht verschwindet.

Sepia (Tintenfisch)

- Traurigkeit; Niedergeschlagenheit; Mutlosigkeit; Schwermütigkeit; Menschenscheu; Ängstlichkeit; Schreckhaftigkeit; Unzufriedenheit; zum Zanken aufgelegt; Gleichgültigkeit. Abwechselnd aufgeräumt und traurig.
- Schmerz in der Gebärmuttergegend; schmerzhafte Steifheit; den Atem beengendes Pressen nach unten, als würde alles heraus fallen. Vorfall der Scheide und des Uterus. Hitze im Genitalbereich. Nässend juckender Ausschlag an den Schamlippen. Wundheit und Rötung im Scham- und Dammbereich und zwischen den Beinen, auch besonders vor der Regel. Zusammenziehschmerz in der Scheide; Stechen im Schambereich, bis fast zum Nabel. Jucken im Schambereich. Zu frühe Regel; zu schwach; zu spät. Die seit Monaten ausgebliebene Regel kommt wieder, auch bei älteren Frauen.
- Vor der Regel: heftige Leibschmerzen. Schaudern den ganzen Tag. Brennen im Schambereich. Beißender Ausfluss, mit Wundheit im Schambereich. Gefühl, als ob die Genitalien erweitert wären. Drücken im Bauch.

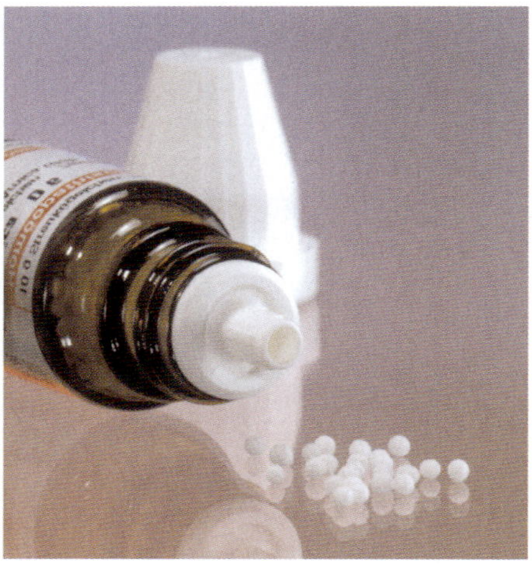

Meist werden Homöopathika in Form von Globuli verabreicht (DHU).

- Während der Regel: früh sehr erschöpft. Reißen im Schienbein. Abends große Schwäche, die im Liegen vergeht. Starker Druck in der Stirn. Nasenbluten. Sehr schwermütig, besonders morgens. Gliederschmerzen, wie zerschlagen. Schlaflosigkeit, wegen Reißen im Rücken, Frost und Hitze, mit Durst und schmerzhaftem Zusammenziehen der Brust. Unruhe im Körper. Ziehschmerz in den Beinen und im Bauch. Unterleibskrämpfe, mit Pressen nach unten.
- Ausfluss: mit Stichen in der Gebärmutter; mit Jucken in der Scheide oder im Schambereich; mit Auftreibung und Schwere des Bauches. Wundmachender Ausfluss; gelblich; wässrig; milchig.
- Brüste: Stechen in den Brüsten, besonders beim Kaltwerden im Gehen oder Fahren. Wundheit der Brustwarzen.

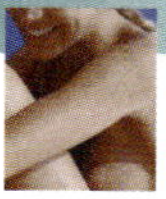

Wenn Sie eine Arznei gefunden haben, die gut zu Ihnen passt, können Sie diese Arznei in der Potenz LM6 bzw. Q6 (bedeutet dasselbe) als Tropfen einnehmen.

Gut zu wissen

So nehmen Sie Homöopathika richtig ein

1. Schütten Sie direkt nach dem Öffnen ca. 1 cm Flüssigkeit aus dem Fläschchen weg.
2. Nehmen Sie einen Becher mit Wasser ohne Kohlensäure und geben Sie 2 Tropfen aus dem Fläschchen dazu. Rühren Sie mit einem Plastiklöffel kräftig um.
3. Einen Esslöffel dieser Lösung nehmen Sie ein, den Rest bitte wegschütten.
4. Zeitpunkt der Einnahme: abends, zum Schlafengehen, nur einmal täglich. Wichtig ist, dass Sie eine halbe Stunde vorher die Zähne geputzt haben, da die ätherischen Öle der Zahnpasta die Wirkung mindern.
5. Am nächsten Abend nehmen Sie das Fläschchen in eine Hand und schlagen diese zehnmal kräftig in die andere Hand. Man nennt das „verschütteln“. Die Tropfen müssen (außer beim ersten Mal) jeden Abend vor Einnahme verschüttelt werden. Dann verfahren Sie wie unter 2. bis 4. beschrieben.
6. Während der vierwöchigen Einnahme bitte weglassen: Kaffee, Schwarztee, Alkohol, koffeinhaltige Limonaden, ätherische Lutschbonbons, ätherische Salben und Inhalationen, andere Homöopathika. Auch Aloe vera weglassen!

Sie können die Tropfen in dieser Form 4 Wochen lang einnehmen, bitte nicht länger. Folgende Reaktionen sind möglich:

- Sie spüren, dass es Ihnen allmählich besser geht. Nehmen Sie die Tropfen 4 Wochen lang täglich einmal ein.
- Sie spüren keine Veränderung. Das liegt daran, dass die gewählte Arznei nicht passt. Beenden Sie spätestens nach 4 Wochen die Einnahme.
- In den ersten Tagen der Einnahme geht es Ihnen deutlich schlechter. Bitte pausieren Sie einige Tage und warten Sie ab, bis diese Erstreaktion abgeklungen ist. Anschließend können Sie die Arznei täglich weiter einnehmen.
- Falls Symptome auftreten, die Sie bislang nicht hatten, so müssen Sie die Einnahme sofort beenden.

INFO

In jedem Fall sollten Sie nach vier Wochen einen erfahrenen Homöopathen aufsuchen, der mit Ihnen die weitere Vorgehensweise bespricht.

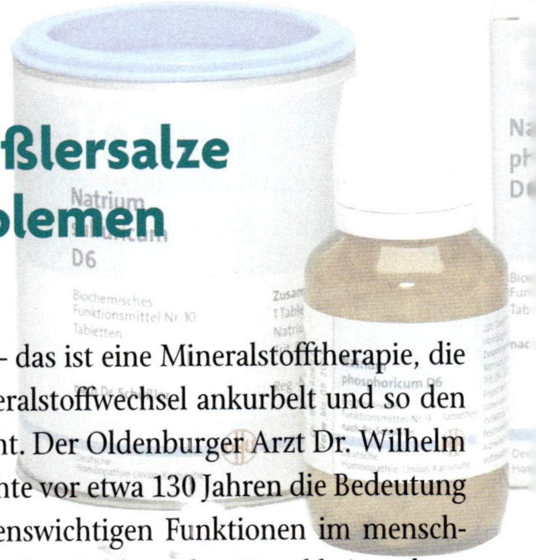

So helfen Schüßlersalze bei Frauenproblemen

INFO

Diese Therapie ist auch bekannt unter dem Namen „Mineralsalztherapie nach Dr. Schüßler“ oder als „Biochemie nach Dr. Schüßler“.

Therapie mit Schüßlersalzen – das ist eine Mineralstofftherapie, die mit wenig Aufwand den Mineralstoffwechsel ankurbelt und so den Mineralstoffhaushalt ausgleicht. Der Oldenburger Arzt Dr. Wilhelm Schüßler (1821–1898) erforschte vor etwa 130 Jahren die Bedeutung der Mineralsalze für alle lebenswichtigen Funktionen im menschlichen Organismus. Er kam zu dem Schluss, dass Krankheiten dann entstehen, wenn der Mineralstoffhaushalt der Zellen gestört ist. Je nach Art der Störung entstehen – so Schüßler – bestimmte Krankheitssymptome und auf Dauer auch Erkrankungen. Dr. Schüßler fand 12 lebenswichtige Salze, die im Körper in bestimmten Mengen vorhanden sind und lebenswichtige Funktionen übernehmen. Ausgehend von der Homöopathie – Dr. Schüßler war jahrelang als homöopathischer Arzt tätig – entwickelte er daraus ein einfaches und überschaubares Therapieverfahren, um die Mineralienverteilung im Körper wieder ins Gleichgewicht zu bringen.

INFO

Störungen stellen keinen Mangel an Mineralstoffen, sondern eine Fehlverteilung dar. Die 12 Schüßlersalze weisen typische Symptome ihrer jeweiligen Fehlverteilung auf.

Das Schöne an dieser Therapie: Es reichen oft kleinste Einnahmemengen, um die Mineralienfunktion wieder ins Lot zu bringen. Das Geheimnis dieses Erfolges liegt in dem von Dr. Schüßler verwendeten speziellen Herstellungsverfahren. Dadurch gelang es ihm, die Mineralien so aufzuschließen, dass sie vom Körper gut aufgenommen und verwertet werden können.

Gut zu wissen

Einnahme der Schüßlersalze

Im Allgemeinen empfehle ich die Einnahme von 3-mal täglich 1 Tablette vor den Mahlzeiten oder zwischen den Mahlzeiten. Lassen Sie die Tablette auf der Zunge vergehen. Wenn Sie Milchzucker nicht vertragen (Laktoseintoleranz), dann sollten Sie die Schüßlersalze als Kügelchen oder Tropfen einnehmen. Verlangen Sie dann in der Apotheke das Salz unter seinem lateinischen Namen – zum Beispiel Ferrum phosphoricum D12 Kügelchen (Globuli) oder Tropfen (Dilution). Beide Anwendungsformen sind von der Deutschen Homöopathischen Union (DHU) erhältlich.

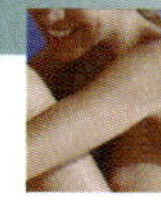

Sie finden in der folgenden Aufstellung die 12 Mineralsalze nach Dr. Schüßler mit der Angabe der von Dr. Schüßler empfohlenen Potenz (Stärke). Wenn Sie zunächst für sich selbst ein Schüßlersalz ausprobieren möchten, sollten Sie sich an die hier genannten Regelpotenzen halten. Ihr Therapeut wird Ihnen möglicherweise eine andere Potenz (D3 oder D12) verordnen, wenn er das für zweckmäßiger erachtet.

Die 12 Salze nach Dr. Schüßler

Gut zu wissen

- **Nr. 1 Calcium fluoratum (Calciumfluorat D12)**
  Für Haut, Bindegewebe und Sehnen. Stabilisiert und strafft Bindegewebe und Sehnen, beugt übermäßiger Hornhautbildung vor.

- **Nr. 2 Calcium phosphoricum (Calciumphosphat D6)**
  Das Knochensalz; verbessert den Kalziumstoffwechsel und fördert damit die Regeneration von Knochen und Knorpel. Mit Nr. 1 und Nr. 11 zusammen gute Osteoporosevorbeugung.

- **Nr. 3 Ferrum phosphoricum (Eisenphosphat D12)**
  Das Akutmittel des 1. Entzündungsstadiums. Hilft bei beginnenden Infekten und Entzündungen, mit oder ohne Fieber, auch bei Sonnenbrand.

- **Nr. 4 Kalium chloratum (Kaliumchlorat D6)**
  Das Mittel für verschleppte Infekte und Entzündungen, wenn Infekte drohen, chronisch zu werden. Auch bei Schleimhautentzündungen.

- **Nr. 5 Kalium phosphoricum (Kaliumphosphat D6)**
  Das Nervensalz. Bei allen nervösen Beschwerden wie nervöse Magenbeschwerden, Herzbeschwerden, Nervenschmerzen, Konzentrationsstörungen.

- **Nr. 6 Kalium sulfuricum (Kaliumsulfat D6)**
  Bei chronischen Entzündungen. Wenn Infekte hartnäckig wiederkehren, bei Entzündungsherden. Entgiftet die Leber, regt den Hormonstoffwechsel an.

- **Nr. 7 Magnesium phosphoricum (Magnesiumphosphat D6)**
  Das Krampf- und Schmerzmittel. Hilft auch bei wechseljahresbedingten Hitzewallungen.

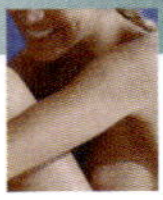

- **Nr. 8 Natrium chloratum (Natriumchlorat D6)**
  Reguliert den Wasserhaushalt und den Säure-Basen-Haushalt. Hilft bei Wechseljahresbeschwerden: bei Hitzewallungen mit verstärkter Schweißbildung, bei zu trockenen Schleimhäuten.
- **Nr. 9 Natrium phosphoricum (Natriumphosphat D6)**
  Das Salz zur Entsäuerung. Bei allen säurebedingten Gelenkschmerzen, bei Akne. Fördert die Ausscheidung über die Nieren.
- **Nr. 10 Natrium sulfuricum (Natriumsulfat D6)**
  Das Ausscheidungs- und Stoffwechselmittel. Verbessert das Hautbild durch Entgiftung, verbessert die Ausscheidung über den Darm und über die Leber, regt den Hormonstoffwechsel an.
- **Nr. 11 Kieselsäure (Silicea D12)**
  Das Salz für Bindegewebe, Haut, Haare und Nägel. Verbessert die Bindegewebsstruktur und hilft zusammen mit Salz Nr. 1 gegen vorzeitige Hautalterung.
- **Nr. 12 Calcium sulfuricum (Calciumsulfat D6)**
  Das Salz bei eitrigen Prozessen. Lymphsalz: Regt den Lymphfluss an.

Schüßlersalze für einen schönen Teint

TIPP

Rauchen macht die Haut alt und grau – Nichtrauchen ist ein natürliches Schönheitsmittel – und preiswert dazu.

Wenn Sie sich mit unreiner Haut, mit Ekzemen oder mit anderen Hautproblemen plagen, dann gibt es einige Schüßlersalze, mit denen Sie diesem Übel zu Leibe rücken können – auch dann, wenn die Probleme hormonbedingt sind. Wie gesagt, am Anfang steht die Ernährungsumstellung. Wenn das allein nicht ausreicht, dann können Sie anhand der Art der Hautstörung das passende Schüßlersalz oder mehrere Salze einnehmen.

- Bei übermäßiger Hornhaut- und Schrundenbildung: Nr. 1 Calcium phosphoricum, als Salbe und als Tabletten in D12.
- Bei vorzeitiger Hauterschlaffung: Nr. 1 Calcium phosphoricum D12.
- Bei Hautunreinheiten und Akne: Nr. 9 Natrium phosphoricum D6. Besonders dann, wenn die Hautunreinheiten durch säureüberschüssige Ernährung bedingt sind, hilft dieses Salz, die Ausschei-

dung der Säuren über die Nieren zu verbessern. Mit entsprechender Nahrungsumstellung wird der Erfolg noch verbessert.
Auch Nr. 10 Natrium sulfuricum D6 hilft gegen Akne: Es wirkt stark entgiftend und beschleunigt die Ausscheidung von Giftstoffen, die sonst über die Haut ausgeschieden werden müssten. Das entlastet die Haut und das Hautbild wird ruhiger. Besonders dann, wenn die Zunge einen braunen bis grünlichen Belag aufweist und die Gesichtsfarbe eher gelb bis braun – ohne Einfluss von Sonne – ist, sollten Sie sich bei Hautunreinheiten für dieses Salz entscheiden. Das Schüßlersalz Nr. 10 kurbelt außerdem den Stoffwechsel an und verbessert die Verdauung.

- Zur Bindegewebsverbesserung und gegen Cellulite: Nr. 1 Calcium phosphoricum in Verbindung mit Nr. 11 Silicea. Wenn Ihr Bindegewebe in einem sehr schlechten Zustand ist, können Sie das Salz Nr. 10 Natrium sulfuricum dazu nehmen, um die Schadstoffe aus dem Bindegewebe schneller loszuwerden.
- Bei Schleimhautentzündungen: Nr. 4 Kalium chloratum.
- Bei trockener Haut: Nr. 11 Silicea, auch als Salbe.
- Bei vorzeitiger Hautalterung und Knitterfältchen: Nr. 11 Silicea in D6 als Tabletten. Verwenden Sie Silicea zusätzlich als Salbe. Aber Vorsicht: Die Salbe ist sehr fetthaltig – Sie sollten sie hauchdünn auftragen und gut verreiben. Meine Kollegin – Frau Henke aus Berlin – hat hier einen ganz tollen Tipp: Lassen Sie sich in der Apotheke die Schüßlersalbe Nr. 1 und die Salbe Nr. 11 mischen – ihrer Erfahrung nach ist diese Salbenmischung besser als jede Anti-Aging-Creme.

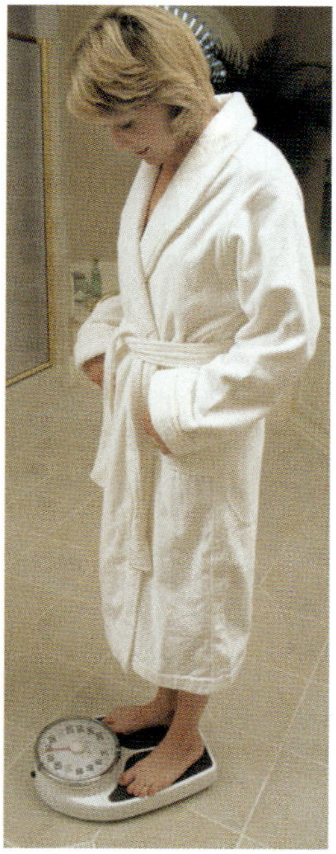

Schüßlersalze zur Unterstützung der Gewichtsabnahme

Wenn Basenfasten und tägliche Bewegung Sie nicht zu Ihrem Wunschgewicht bringen, dann liegt es möglicherweise daran, dass Ihr Stoffwechsel zu träge ist. Und was liegt näher als Schüßlersalze, um den Stoffwechsel anzukurbeln? Aber einige Schüßlersalze bewirken noch mehr: Sie regen den Stoffwechsel an, alte Giftstoffe auszuscheiden. Denn wenn der Stoffwechsel zu langsam ist, dann werden im Laufe der Zeit eine Menge Stoffwechselabfallstoffe und nicht verdaute Nahrungsstoffe zurückbehalten. Probieren Sie es aus – und kurbeln Sie damit Ihren Motor an.

Gut zu wissen

Schüßlersalze zur Unterstützung der Gewichtsabnahme

- Nr. 6 Kalium sulfuricum D6: Hilft, Altlasten über die Leber auszuscheiden.
- Nr. 9 Natrium phosphoricum D6: Regt die Nierenausscheidung an, hilft, überschüssige Säuren auszuscheiden.
- Nr. 10 Natrium sulfuricum D6: Regt den gesamten Stoffwechsel an, Abfallstoffe auszuscheiden, verbessert die Ausscheidung über die Leber und den Darm.
- Nr. 11 Silicea D12: Verbessert die Durchspülung des Bindegewebes und die Beschaffenheit des Bindegewebes, entlastet die Nieren.

Sie können mit diesen Salzen eine 6- bis 8-wöchige Kur machen und wie folgt dosieren: Nehmen Sie von jedem der vier Salze über den Tag verteilt 2 Tabletten ein. Lassen Sie die Tabletten im Mund zergehen und achten Sie darauf, dass Sie die Schüßlersalztabletten nicht unmittelbar nach den Mahlzeiten einnehmen.

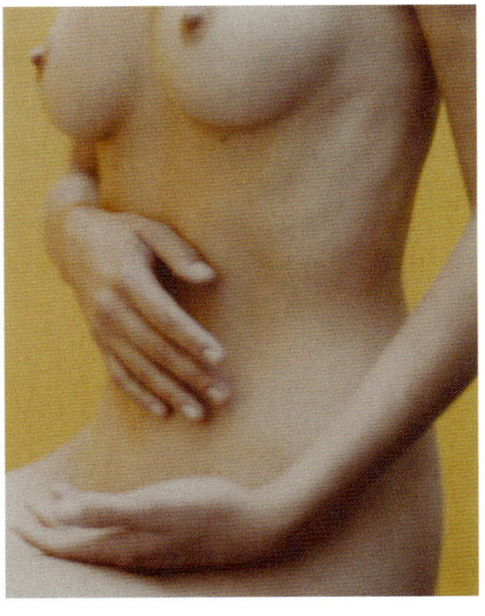

Wenn Sie eine längere Kur brauchen, sollten Sie nach den ersten 6–8 Wochen eine 3- bis 4-wöchige Pause einlegen und dann die Kur wiederholen. Es ist für eine langfristige Stoffwechselverbesserung von Vorteil, wenn Sie immer wieder mehrwöchige Therapiepausen einlegen.

Schüßlersalze bei PMS und Regelschmerzen

Schüßlersalze helfen hervorragend, den Hormonhaushalt auszugleichen und sind selbst bei heftigen Schmerzen während der Monatsblutung eine echte Alternative zu Schmerztabletten. Wenn Sie zu PMS-

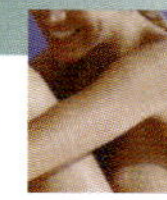

Beschwerden oder zu starken Regelschmerzen neigen, dann ist es am besten, wenn Sie mit den passenden Schüßlersalzen eine mehrwöchige oder gar mehrmonatige Kur machen. Zusammen mit basenüberschüssiger Ernährung erzielen Sie damit einen langfristigen Erfolg.

Bei Regelschmerzen

Gut zu wissen

Nr. 7 Magnesium phosphoricum D6: Im akuten Fall 10 Tabletten in einem Glas Wasser auflösen und etwa alle 10 Minuten einen Schluck trinken.

Eines der wichtigsten Schüßlersalze zur Regulierung des Hormonhaushaltes ist das Salz Nr. 8 – wohl deshalb, weil es den Wasserhaushalt reguliert und der Körper unter Einfluss der weiblichen Hormone mehr oder weniger zur Wasserspeicherung neigt. Wenn Sie in der prämenstruellen Phase zu solchen Wasseransammlungen neigen – wenn Hände oder Füße dick werden oder die Brüste anschwellen –, dann sollten Sie mit Schüßlersalz Nr. 8 in D6 eine mehrwöchige Kur machen. Besonders die Zunge gibt hier einen sicheren Hinweis auf die Notwendigkeit des Salzes Nr. 8 (s. unten).

Es gibt aber auch Frauen, die brauchen bei Wasseransammlungen das Salz Nr. 10 Natrium sulfuricum (s. unten). Wenn Sie sich nicht sicher sind, fragen Sie einen Therapeuten, der Erfahrung mit Schüßlersalzen hat.

Bei starken Wasseransammlungen vor der Regel

Gut zu wissen

- Nr. 8 Natrium chloratum D6 ist angezeigt, wenn die Zunge rein ist und Bläschen sowie Schleimstraßen aufweist.
- Nr. 10 Natrium sulfuricum D6 sollten Sie nehmen, wenn Ihr Teint bräunlich ist und die Augen, besonders die Oberlider, verquollen sind. Die Zunge braun-grünlich gefärbt und meist dick belegt ist.

Dosierung: Nehmen Sie von Nr. 8 bzw. Nr. 10 3-mal täglich 1 Tablette vor dem Essen.

Schüßlersalze bei unerfülltem Kinderwunsch

Da die Ursachen des unerfüllten Kinderwunsches so vielfältig sind, gibt es hier kein Patentrezept. Da jedoch die Entgiftung und Anregung des Hormonstoffwechsels eine große Rolle spielt (s. auch Seite 20f), bieten sich hier die Schüßlersalze zur Entgiftung und zur Verbesserung des Hormonstoffwechsels an. Entgiftung entlastet den gesamten Stoffwechsel, auch den Hormonstoffwechsel.

Gut zu wissen

Schüßlersalze zur Entgiftung und Verbesserung des Hormonstoffwechsels

- Nr. 6 Kalium sulfuricum D6: hilft, Altlasten über die Leber auszuscheiden.
- Nr. 8 Natrium chloratum D6: regt den Hormonstoffwechsel an.
- Nr. 9 Natrium phosphoricum D6: regt die Nierenausscheidung an, hilft, überschüssige Säuren auszuscheiden.
- Nr. 10: Natrium sulfuricum D6: regt den gesamten Stoffwechsel an, Abfallstoffe auszuscheiden, verbessert die Ausscheidung über die Leber und den Darm.

Diese Salze sollten jeweils 6 Wochen genommen werden, danach eine Woche Einnahmepause, dann wieder 6 Wochen, eine Woche Pause und so fort. Insgesamt dauert diese Kur ein knappes Jahr.

Natrium phosphoricum – das Salz für den Stoffwechsel – unter dem Mikroskop.

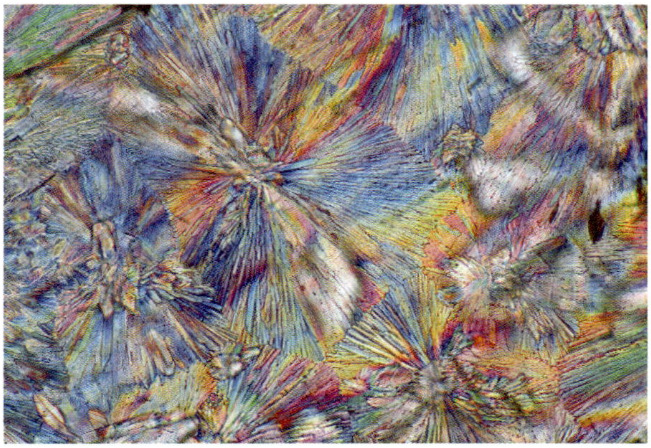

Dosierung: Nehmen Sie von jedem der vier Salze über den Tag verteilt 2 Tabletten ein. Lassen Sie die Tabletten im Mund zergehen und achten Sie darauf, dass Sie die Schüßlersalztabletten nicht unmittelbar nach den Mahlzeiten einnehmen.

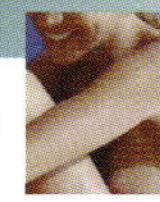

Schüßlersalze bei Wechseljahresbeschwerden

Auch bei Wechseljahresbeschwerden ist das Schüßlersalz Nr. 8 – Natrium chloratum – eines der wichtigsten Mittel. Neben der immensen Bedeutung dieses Salzes für den Flüssigkeitshaushalt und für den Säure-Basen-Haushalt unterstützt dieses Salz auch die seelischen Unpässlichkeiten, die während der Wechseljahre auftreten können. Nr. 8 D6 hilft übrigens auch sehr gut gegen Scheidentrockenheit – eine unangenehme Begleiterscheinung der schwindenden Östrogenproduktion.

Myome

Nr. 8 ist auch dann ein hervorragendes Mittel, wenn die weibliche Energie überschießt oder völlig ins Stocken geraten ist – wie es beispielsweise bei Myomen der Fall ist. Deshalb lohnt es sich auch, bei Myomen eine mehrmonatige Kur mit 3-mal täglich 1 Tablette Natrium chloratum zu machen – neben der frauenärztlichen Überwachung, versteht sich.

Hitzewallungen

Die häufigsten Symptome, die den Eintritt in die Wechseljahre signalisieren und meist bis zu ihrem Ende anhalten, sind Hitzewallungen. Nahezu jede Frau leidet in dieser Lebensphase mehr oder weniger daran. Ein völlig übersäuerter Organismus tut sich mit Stoffwechselumstellungen schwerer und reagiert mit Hitze und Schweiß.

Doch auch das Seelenleben der Frau steht vor einem Umstellungsprozess, auf den sich nicht jede Frau widerstandslos einlassen kann. Immerhin geht es um das Älterwerden – eine sehr schwierige Angelegenheit. Was erwartet frau beim Älterwerden? Als Hausfrau war sie noch nie gesellschaftlich anerkannt und als alte Frau? Zwar werden in manchen Kulturkreisen alte Frauen als „weise“ Frauen sehr geschätzt, jedoch werden in unserer Gesellschaft alte Menschen nicht mehr so gewürdigt, wie das früher einmal der Fall war, als man die „Alten“ um Rat fragte.

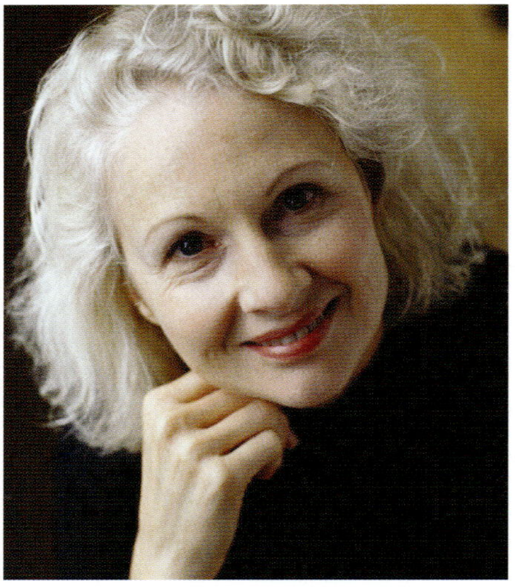

Ein gesundes Selbstbewusstsein hilft, ohne Stress älter zu werden.

In unserer Leistungsgesellschaft gehört man jedoch schnell zum alten Eisen – und als Frau zum unattraktiven dazu. Denn der Schönheits- und Jugendwahn in unserer Gesellschaft treibt seltsame Blüten – so dass man Schönheitsoperationen schon live im Fernsehen verfolgen kann – als Volkssport sozusagen. Eine preisgünstige Alternative dazu ist ein gesundes Selbstbewusstsein, das Sie erlernen können, wenn Sie es noch nicht haben. Ob Sie ohne Stress älter werden können, hängt zudem vom sozialen Umfeld ab, in dem Sie sich bewegen. Mit einem entsprechenden Partner an der Seite oder auch gut im Reinen mit sich alleine kann das wunderbar gehen.

Wenn Sie diese Hürde nicht ohne inneren Widerstand schaffen, dann steigt die Hitze hoch. Und da können Sie mit Schüßlersalzen prima nachhelfen.

Gut zu wissen

Hitzewallungen

- Nr. 7 Magnesium phosphoricum D12: plötzliches Hitzegefühl mit hochroten Wangen.
- Nr. 8 Natrium chloratum D6: Bei Hitzewallungen mit Schweißausbrüchen, wenn der Schweiß wie Wasser läuft.
- Nr. 11 Silicea D12: Bei Hitzewallungen mit Schweißausbrüchen, wenn der Schweiß stark sauer riecht.

Osteoporose

Die Grundpfeiler für die Vorbeugung von Osteoporose sind basenüberschüssige Ernährung und tägliche Bewegung (s. auch Seiten 27, 31). Es gibt aber auch drei wichtige Schüßlersalze, die den Knochenstoffwechsel anregen und das Bindegewebssystem unterstützen und so der Osteoporose vorbeugen.

Aber die Einnahme dieser Salze entbindet Sie nicht von der Pflicht, sich täglich zu bewegen! Knochen müssen bewegt werden, vor allem dann, wenn der Mensch älter wird!

Empfohlene Schüßlersalze zur Osteoporosevorbeugung

Gut zu wissen

- Nr. 1 Calcium fluoratum D12
- Nr. 2 Calcium phosphoricum D6
- Nr. 11 Silicea D12

Nehmen Sie diese Salze kurweise immer für 3 Monate ein und machen Sie dann jeweils eine 6- bis 8-wöchige Pause. Lassen Sie dazu von jedem Salz 2 Tabletten über den Tag verteilt auf der Zunge zergehen. Halten Sie die Einnahmepausen ein. Kein Organismus mag es, wenn er ein Heilmittel immer zugeführt bekommt.

Erhöhter Cholesterinspiegel

Ein erhöhter Cholesterinspiegel sollte immer auch unter der Überwachung Ihres Hausarztes oder Internisten stehen. Da jedoch vor allem die Erhöhung des Cholesterinspiegels mit Beginn der Wechseljahre häufig stoffwechselbedingt durch die Hormonumstellungen entsteht, ist es immer ratsam, auch den Stoffwechsel mit den entsprechenden Schüßlersalzen zu unterstützen.

Grundsätzlich gibt es zwei Kombinationen von Schüßlersalzen, die in Zusammenhang mit basenüberschüssiger Ernährung den Cholesterinspiegel günstig beeinflussen.

Kombinationen bei erhöhtem Cholesterinspiegel

Gut zu wissen

- Nr. 6 Kalium sulfuricum D6 zusammen mit Nr. 10 Natrium sulfuricum D6: Diese Kombination hilft dann, wenn Sie sich davor sehr säureüberschüssig ernährt haben, zu Verstopfung neigen und Ihre Zunge einen brauen bis grünlichen Belag aufweist.
- Nr. 5 Kalium phosphoricum D12 zusammen mit Nr. 10 Natrium sulfuricum D6: Diese Kombination hilft dann, wenn Sie unter starker innerer Anspannung stehen und die Zunge eher grau belegt ist. Oft starker Mundgeruch, der aufgrund einer durch innere Anspannung bedingten Verstopfung entsteht. Auch Schlafstörungen, innere Unruhe und Herzrhythmusstörungen können auftreten.

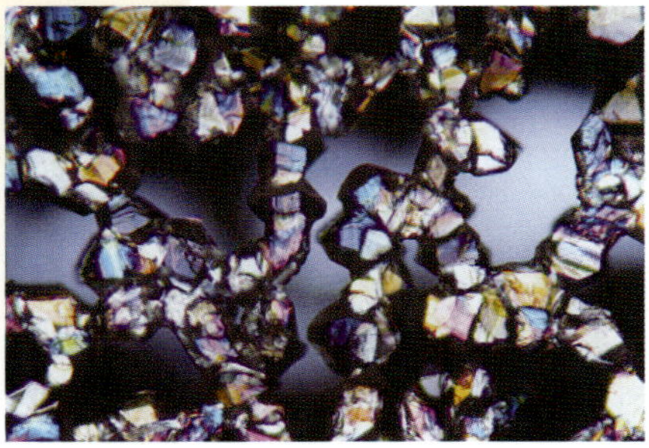

Natrium sulfuricum.

Verwenden Sie die für Sie in Frage kommende Kombination als 3-monatige Kur und legen Sie danach eine 4-wöchige Pause ein. Wiederholen Sie die Kur – falls nötig. Nehmen Sie vom ersten Salz mittags 2 Tabletten und vom zweiten Salz abends 2 Tabletten ein und lassen Sie diese auf der Zunge zergehen. Eine ideale Einnahmezeit ist vor den Mahlzeiten.

Bluthochdruck

Wenn der Blutdruck mit Beginn der Wechseljahre plötzlich steigt, ist das meist durch die Hormonumstellungen bedingt. Sie sollten aber in jedem Fall zum Arzt gehen, den Grund abklären lassen und gegebenenfalls ein blutdrucksenkendes Mittel einnehmen. Zusätzlich können Sie mit folgenden Schüßlersalzen unterstützen:

Gut zu wissen

Schüßlersalze bei zu hohem Blutdruck

- Nr. 5 Kalium phosphoricum D6: das Nervensalz. Die hormonell bedingte Umstellungsphase des Stoffwechsels führt oft zu inneren Anspannungen, die den Blutdruck nach oben treiben können. Charakteristisch für diese Art der Blutdrucksteigerung ist, dass er sehr oft schwankt, phasenweise normal ist und dann plötzlich wieder steigt.
- Nr. 8 Natrium chloratum D6: Das Salz reguliert den Flüssigkeitshaushalt, vor allem dann, wenn Fehlernährung eine Mitursache der Blutdrucksteigerung ist.
  Wenn Sie Nr. 8 einnehmen, ist es wichtig, dass Sie mit Kochsalz in der Nahrung sehr sparsam umgehen. Wichtig ist auch, dass Sie keine Salzkuren – mit Himalayasalz oder ähnlichem – machen. Diese extremen Salzkuren bringen den Salzhaushalt und damit den Säure-Basen-Haushalt durcheinander und führen dann oft zu Krankheitsbildern, wie Dr. Schüßler sie als Störung des Kochsalzhaushaltes beschrieben hat.
- Nr. 10 Natrium sulfuricum D6: regt die gesamten Stoffwechselprozesse an und fördert die Entgiftung des Organismus. Es wirkt zwar nicht direkt blutdrucksenkend, unterstützt aber den Stoffwechsel und kann deshalb begleitend zu Schüßlersalz Nr. 5 und Nr. 8 eingenommen werden.

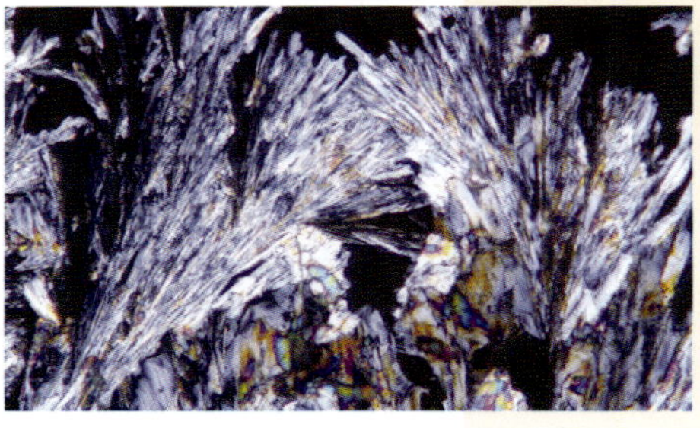

Kalium phosphoricum – das Salz für Nerven und Psyche – unter dem Mikroskop,

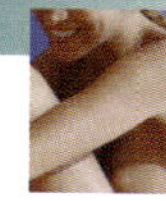

Dosierung: 3-mal täglich 2 Tabletten vor den Mahlzeiten im Mund zergehen lassen. Wenn Sie das Salz Nr. 10 mit dem Salz Nr. 5 oder Nr. 8 kombiniert einnehmen wollen, sollten Sie vom Salz Nr. 10 abends 2 Tabletten im Mund zergehen lassen und von dem anderen Salz mittags 2 Tabletten ebenfalls im Mund zergehen lassen.

Bei einer 42-jährigen Patientin lag dem Bluthochdruck eine chronische Entzündung der Nieren zugrunde: Sie litt bereits seit mehreren Jahren unter „depressiven" Symptomen und Abgeschlagenheit, ihr Blutdruck war zu hoch und die Nierenwerte schlecht. Ihr Facharzt hatte ihr bereits eine Dialyse prognostiziert. Auch hier halfen Basenfasten und Schüßlersalze sowie zu Beginn der Therapie einige pflanzliche Mittel zur Entgiftung und Entsäuerung wie Brennnessel-, Storchenschnabel- und Mariendisteltropfen (Firma Ceres). Bereits nach wenigen Monaten verschwanden ihre „depressiven" Symptome, Blutdruck und Nierenwerte normalisierten sich.

INFO

Schüßlersalze müssen individuell ausgewählt und getestet werden! Bei chronischen Erkrankungen sollten Sie sich daher bezüglich der Auswahl der passenden Medikamente an einen Arzt oder Heilpraktiker wenden. Basenfasten dagegen können Sie auch ohne therapeutische Betreuung durchführen.

Herzbeschwerden, innere Unruhe und Schlafstörungen

Herzrhythmusstörungen, Herzklopfen oder auch Herzrasen sind häufig vorkommende Beschwerden, über die Frauen in den Wechseljahren klagen. Sie treten bevorzugt nachts auf – wenn frau zur Ruhe kommt, was typisch für viele Herzbeschwerden ist. Meist haben diese Beschwerden keine direkte organische Ursache, sondern sind durch die starke innere Anspannung bedingt. Dennoch sollten Sie bei Auftreten von Herzbeschwerden immer einen Arzt für innere Medizin aufsuchen und eine mögliche organische Ursache – soweit möglich – abklären lassen. Erst wenn Sie das getan haben und keine organische Ursache erkennbar ist, können Sie mit den folgenden Schüßlersalzen eine Kur beginnen.

Gut zu wissen

Schüßlersalze bei Herzbeschwerden

- Nr. 5 Kalium phosphoricum D12: bei Herzrasen und Herzklopfen.
- Nr. 7 Magnesium phosphoricum D 6: bei Herzrhythmusstörungen.
- Nr. 3 Ferrum phosphoricum D12: bei Herzbeschwerden in Verbindung mit starker Müdigkeit.

Das Herz reagiert sehr stark über das Nervensystem und daher sind die empfohlenen Schüßlersalze Phosphorsalze. Phosphor ist ein Mineral, das für die gesunde Funktion des Nervensystems wichtig ist.

Sie können alle drei Salze kombinieren, indem Sie je 2 Tabletten über den Tag verteilt im Mund zergehen lassen. Auch hier gilt: Vor den Mahlzeiten ist die Einnahme ideal. Eine mehrmonatige Kur mit diesen Salzen, insbesondere mit den Salzen Nr. 5 und Nr. 7 ist auch gut zur Infarktvorbeugung geeignet. Denken Sie daran, bei längeren Einnahmezeiten immer wieder eine vierwöchige Pause einzubauen, damit der Stoffwechsel „nacharbeiten" kann.

Gut zu wissen

Schüßlersalze bei Unruhezuständen und Schlafstörungen

- Nr. 2 Calcium phosphoricum D6: Dieses Salz ist auch gleichzeitig eine gute Osteoporosevorbeugung.
- Nr. 5 Kalium phosphoricum D12: *Das* Nervenmittel in der Schüßlertherapie.

Auch hier ist eine mehrmonatige Kur mit entsprechenden Einnahmepausen hilfreich. Nehmen Sie dazu morgens und abends das Schüßlersalz Nr. 5 und mittags das Salz Nr. 2 ein. Lassen Sie je 2 Tabletten im Mund zergehen – vor den Mahlzeiten.

Blasenschwäche und Stuhlinkontinenz

Jede Form von Gymnastik, insbesondere Übungen für den Beckenbodenbereich, festigen Bänder und Muskeln.

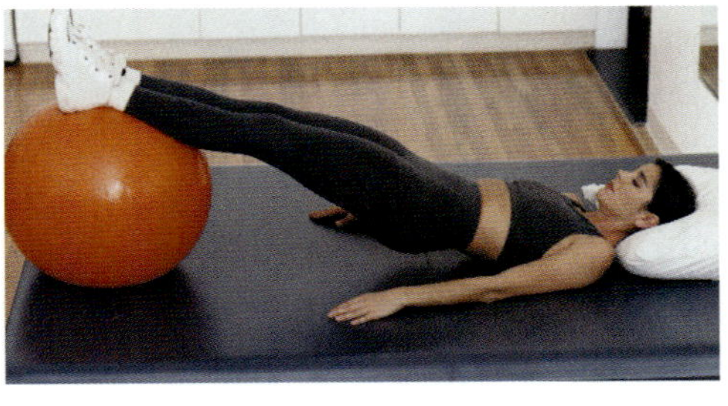

Diese häufigen Begleiterscheinung des Älterwerdens sind zum einen durch ein Erschlaffung der Bänder, zum andern durch Operationen an der Gebärmutter, am Darm, oder durch die Strapazen mehrerer Geburten bedingt und führen in späteren Jahren oft zu Blasen- oder Gebärmuttersenkungen. Durch diese Senkungen entsteht leicht ein Druck auf die Blase und es kommt in Verbindung mit erschlaffenden Bändern und Muskeln zu unwillkürlichem Harn- oder auch Stuhlabgang – so genannte Inkontinenzen.

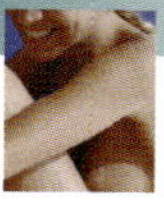

Was immer hilft ist Beckenbodengymnastik, wenn Sie es täglich machen. Das Schöne ist, dass Sie die wichtigste Übung dazu überall machen können, ohne dass es jemand merkt: Im Zug, im Auto, im Flugzeug, auf dem Bahnsteig, im Wartezimmer – keiner merkt's. Spannen Sie die gesamte Beckenbodenmuskulatur an, halten Sie die Spannung für einen Moment und lassen Sie dann wieder los.

INFO

Krankengymnasten, Yogalehrer, aber auch Broschüren und Bücher bieten jede Menge Übungen für die Beckenbodenmuskulatur.

Gut zu wissen

Schüßlersalze helfen, erschlaffte Bänder zu verbessern

- Nr. 1 Calcium fluoratum D12: kräftigt die Bänder.
- Nr. 11 Silicea D12: festigt das Bindegewebe.

Eine 3-monatige Kur – vier Wochen Pause – danach wieder eine 3-monatige Kur in Verbindung mit täglichem Beckenbodentraining hilft hier sowohl bei Blasenschwäche als auch bei Stuhlinkontinenz. Nehmen Sie dazu morgens und abends 2 Tabletten vom Salz Nr. 1 und mittags 2 Tabletten vom Salz Nr. 11 ein. Lassen Sie die Tabletten im Mund zergehen.

Der langjährigen Stuhlinkontinenz einer Patientin (69) lag jedoch keine altersbedingte Erschlaffung der Beckenbodenmuskulatur zugrunde, sondern – wie sich nach genauer Diagnose herausstellte – eine Histaminintoleranz, die zu Durchfall, migräneartigen Kopfschmerzen und allergieähnlichen Symptomen führte. Ich riet ihr, während des Basenfastens auf Tomaten und Sauerkraut zu verzichten, da hier Histamin enthalten ist. Bereits ab dem dritten Basenfastentag war der Stuhl normal geformt und die Entleerung fand nicht mehr unwillkürlich, sondern auf der Toilette statt.

INFO

Schüßlersalze bei Stuhlinkontinenz müssen je nach Ursache individuell ausgewählt werden – wenden Sie sich daher an einen Arzt oder Heilpraktiker, der sich auf Schüßlertherapie spezialisiert hat.

Wir haben uns bemüht, hier die wichtigsten Gesundheitsstörungen vorzustellen, die sich durch Basenfasten und Homöopathie oder Schüßlersalze gut zu Hause behandeln lassen. Bei eine Reihe von Erkrankungen, wie Myome, Feigwarzen, aber auch Krebserkrankungen, sollten Sie zur Wahl der geeigneten Mittel jedoch besser einen Arzt oder Heilpraktiker aufsuchen. Das gilt auch, wenn Sie mit Ihrer zu Hause begonnenen Therapie und trotz Basenfasten nicht weiter kommen.

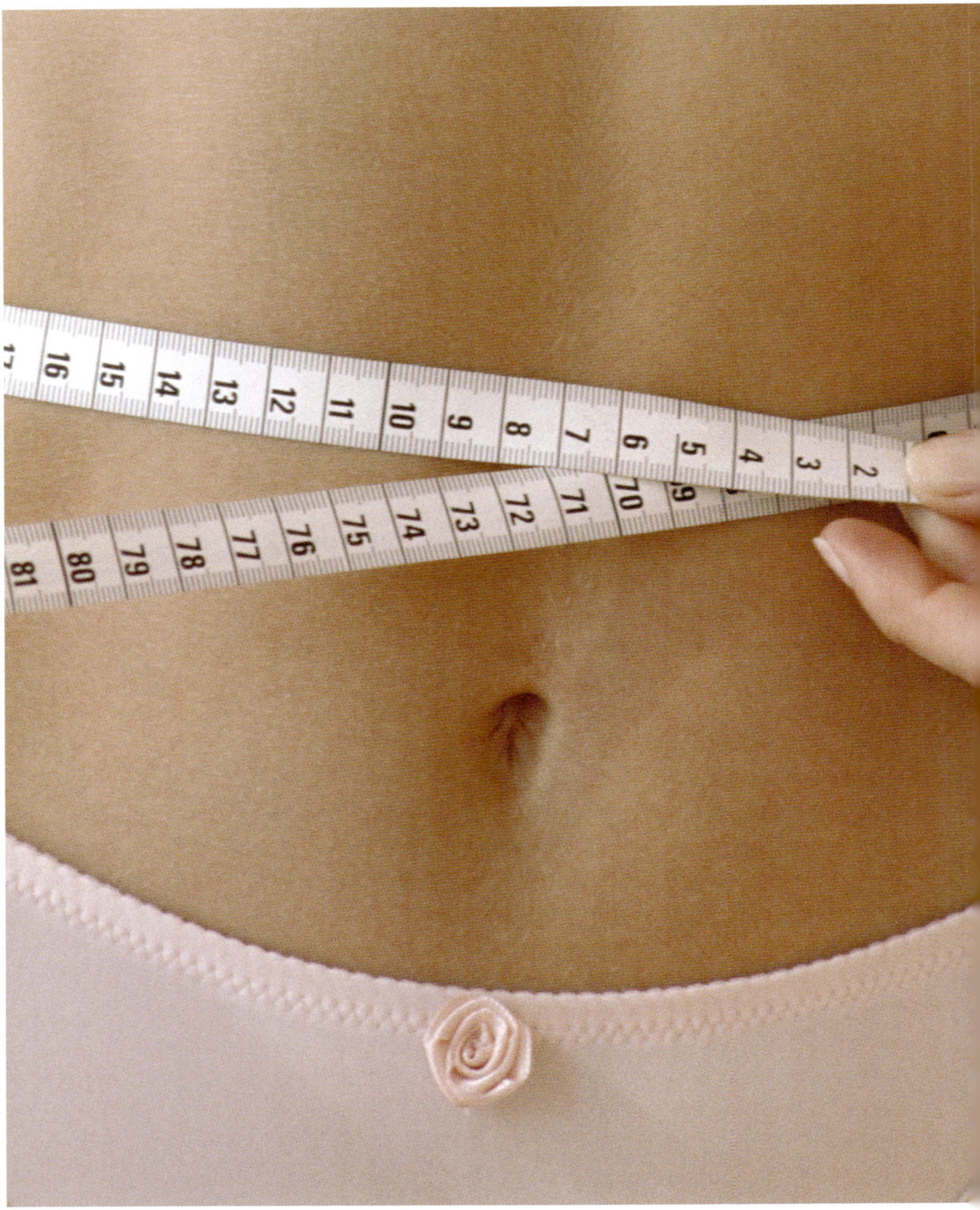

So erhalten Sie sich Ihren Erfolg!

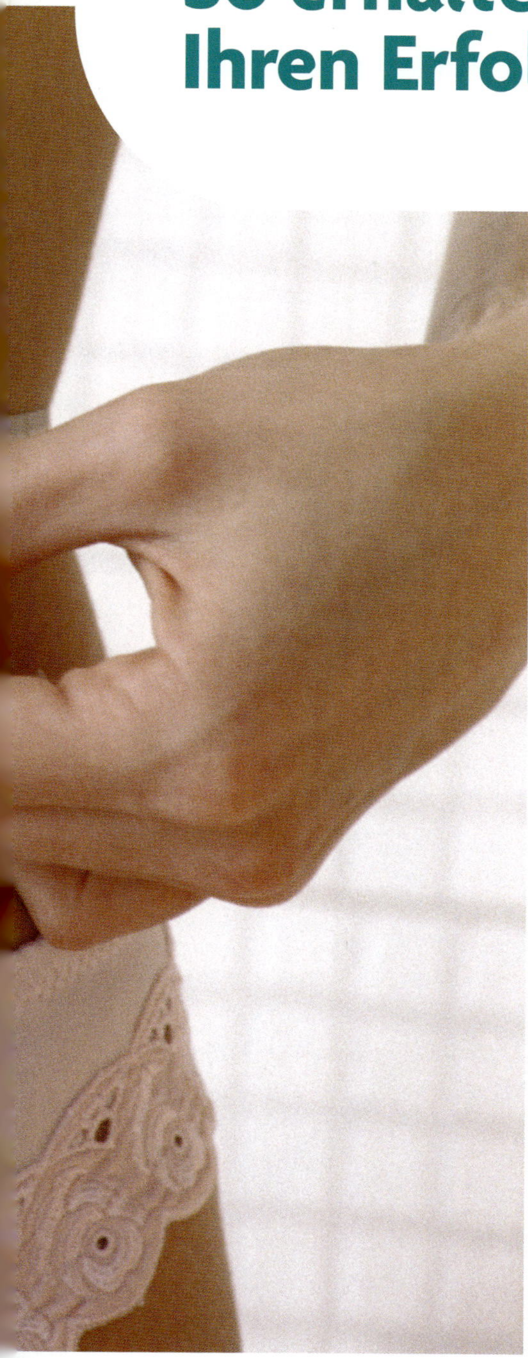

Eine Woche Basenfasten – das ist eine Umdenkwoche. Wenn Sie Ihren Hormonhaushalt langfristig in Schwung bringen möchten, dann reicht eine Woche natürlich dafür nicht aus. Aber wie geht es nun weiter? Welche Nahrungsmittel dürfen Sie essen, ohne wieder „sauer" zu werden? Die 80 : 20-Pyramide zeigt Ihnen, wie Sie die verschiedenen Nahrungsmittel mengenmäßig verteilen sollten, damit Ihr Säure-Basen-Haushalt in Balance bleibt.

Wie lange können Sie basenfasten?

Beim Basenfasten gibt es kein Fastenbrechen, da während der ganzen Woche gegessen werden darf. Sobald Sie die Basenfastenwoche beendet haben, beginnen die Aufbautage und damit auch schon die Ernährungsweise nach dem Basenfasten.

Doch zunächst einmal zu der Frage, die mir immer wieder gestellt wird: Wie lange dürfen Sie basenfasten, ohne dass Sie damit Ihrer Gesundheit schaden?

Die Antwort ist ganz einfach. So lange, wie Sie das Bedürfnis dazu haben. Das kann eine, das können aber auch zwei oder mehr Wochen sein. Wenn Sie Basenfasten wirklich abwechslungsreich gestalten, dann entsteht Ihnen in dieser kurzen Zeit kein Mangel.

Gut zu wissen

Basenfasten – so lange Sie wollen!

Wenn Sie länger als eine Woche basenfasten wollen, dann ist es besonders wichtig, die Mahlzeiten sehr abwechslungsreich zu gestalten.

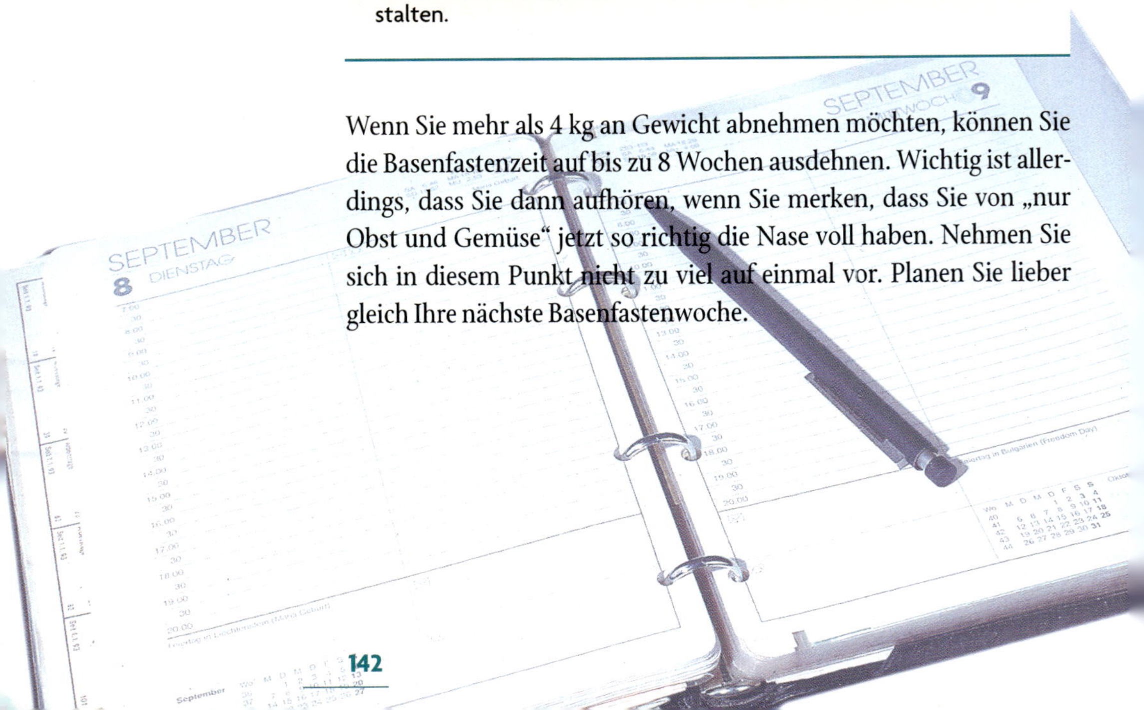

Wenn Sie mehr als 4 kg an Gewicht abnehmen möchten, können Sie die Basenfastenzeit auf bis zu 8 Wochen ausdehnen. Wichtig ist allerdings, dass Sie dann aufhören, wenn Sie merken, dass Sie von „nur Obst und Gemüse" jetzt so richtig die Nase voll haben. Nehmen Sie sich in diesem Punkt nicht zu viel auf einmal vor. Planen Sie lieber gleich Ihre nächste Basenfastenwoche.

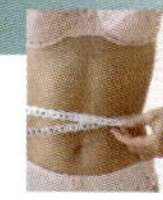

Wie geht es nach der Basenfastenwoche weiter?

Viele Menschen missverstehen beim Basenfasten etwas Entscheidendes: Sie meinen, man sollte sich das ganze Leben 100% basisch ernähren. Das habe ich nie gesagt und sage es auch jetzt nicht. Ich bin vielmehr der Meinung, dass die Ernährung ausgewogen und vollwertig sein sollte. Und was heißt das nun?

So viel ist sicher: Zu einer ausgewogenen Ernährung gehört Getreide dazu. Aber natürlich meine ich damit vollwertiges Getreide, keine Weißmehlprodukte. Vollwertiges Getreide hat noch seine Schale und da sind die Vitamine und Mineralien drin. Getreide ist ein großer Vitamin-B-Lieferant. Getreide gehört – in gewissen Mengen auf den Speiseplan. Interessanterweise ist ein Stück Brot das Lebensmittel, das die meisten Basenfaster richtig vermissen.

INFO

Getreide gehört in gewissen Mengen nach dem Basenfasten wieder auf den Speiseplan.

Ob Fleisch, Fisch und Milchprodukte zu einer ausgewogenen Ernährung gehören, darüber kann man sich streiten. Ich meine, Milchprodukte sind in kleinen Mengen vertretbar. Auch ein Fischgericht, einmal die Woche ist im Rahmen einer ausgewogenen Ernährung zu empfehlen. Immer wieder hat man in den letzten Jahren versucht, davon zu überzeugen, wie lebenswichtig Fleisch und Milchprodukte für unsere Gesundheit sein sollen. Seit Jahren häufen sich jedoch Studienergebnisse, die allesamt eindeutig belegen, dass Vegetarier länger leben und viel seltener an zivilisationsbedingten Schädigungen wie Arteriosklerose, Bluthochdruck, Herzinfarkt, Gicht und Rheuma leiden. Welche Konsequenz zieht man nun aus solchen Ergebnissen? Wenn Sie sich nicht viel aus Fleisch und Wurstwaren machen, dann essen Sie diese so selten wie möglich. Sie leben mit zu wenig Fleisch in jedem Fall gesünder als mit zu viel. Dasselbe gilt für Milchprodukte.

INFO

Studien belegen: Vegetarier leben länger – und gesünder!

Und noch etwas: Keine Panik vor Eiweißmangel! Wenn Sie sich wirklich abwechslungsreich vegetarisch ernähren, dann ist ihre Ernährung ausgewogen. Wichtig ist die Abwechslung – gemäß dem Motto der Ernährungswissenschaftler: „Essen Sie bunt" – gemeint sind nicht Smarties, sondern Obst, Gemüse, Kräuter und Sprossen.

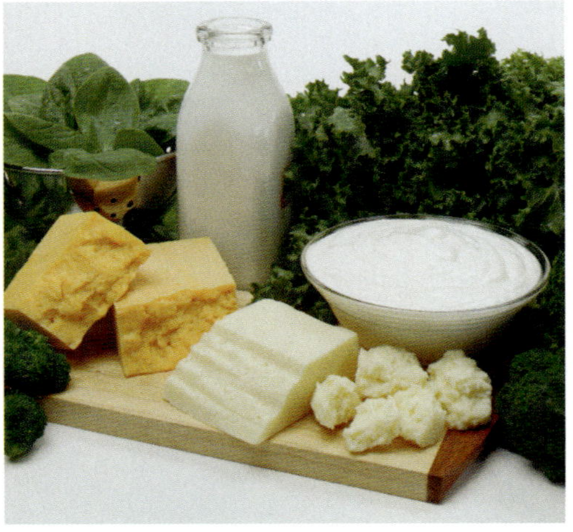

Auch Milch und Milchprodukte können Sie nach dem Basenfasten wieder in den Speiseplan aufnehmen.

Mit welchen Nahrungsmitteln können Sie nach dem Basenfasten wieder einsteigen? Wenn Sie Ihren Erfolg erhalten möchten, dann sollten Sie Säurebildner nur langsam wieder in Ihren Speiseplan aufnehmen. Auch Sojaprodukte und in geringem Umfang Milchprodukte können jetzt wieder auf Ihren Speiseplan. Aber achten Sie darauf, den Verzehr von Milchprodukten nicht zu übertreiben, denn sie belasten in hohen Mengen den Stoffwechsel und die Verdauung. Sojaprodukte sind eigentlich keine Säurebildner, aber durch ihre hohe Eiweißkonzentration schwer verdaulich und deshalb zumindest während des Basenfastens nicht geeignet.

Die folgende Liste zeigt Ihnen, in welcher Reihenfolge Sie die säurebildenden Nahrungsmittel wieder in Ihren Speiseplan aufnehmen können.

Gut zu wissen

In dieser Reihenfolge können Sie nach dem Basenfasten die Nahrungsmittel wieder in den Speiseplan aufnehmen

1. Vollkorngetreide: Getreideflocken – gekochtes Getreide – geschrotetes Getreide – Vollkornnudeln – Brot
2. Sauer wirkende Gemüse wie Rosenkohl, Artischocken, Linsen
3. Milchprodukte, auch Käse, Butter, Jogurt; Sojaprodukte
4. Weißmehlprodukte, auch Nudeln, Pizza
5. Fisch
6. Geflügel
7. Fleisch vom Rind, Schwein, Kalb, Wild, Lamm, Ziege
8. Wurstwaren
9. Süßigkeiten
10. Limonaden, Cola, andere Softdrinks
11. Alkohol

Wichtig ist, dass Sie nicht nach kurzer Zeit wieder zu viele Säurebildner auf Ihrem Teller haben und man die Basenbildner – wie so oft – mit der Lupe suchen muss.

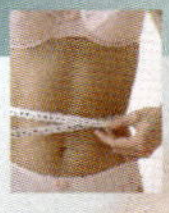

Das Langzeitprogramm – überwiegend basisch

Entscheidend für Ihren langfristigen Erfolg ist das Verhältnis der säuren- und basenbildenden Lebensmittel auf Ihrem Teller und in Ihrem Glas. Höchstens 20% sollten die Säurebildner ausmachen – da ist meist eine Umstellung in der Ernährungsweise angesagt. Umstellen – was heißt das? Mehrmals täglich gehören Obst und Gemüse auf den Teller – essen Sie davon so viel wie möglich. Fleisch, Kaffee, Alkohol, Weißmehlprodukte, Süßigkeiten, Milchprodukte dagegen sollten immer seltener auf den Tisch – essen Sie davon so wenig wie möglich. Das ist die Ernährung nach der so genannten 80:20-Regel:

Gut zu wissen

Die 80:20-Regel

- **80% der Nahrungsmittel sollten Basenbildner wie Obst und Gemüse enthalten.**
- **Nur 20% der Nahrung sollten Säurebildner enthalten.**

TIPP

Setzen Sie sich pro Basenfastenwoche immer nur ein Ziel.

Das sind gute Vorsätze und wie jeder weiß, haben Vorsätze gegen die vielen Verführungen des Alltags meist langfristig wenig Chancen. Dennoch gelingt es vielen meiner Leser, ihre Ernährung auf Dauer umzustellen. Wie gelingt das? Ganz einfach: Nehmen Sie sich nicht zu viel auf einmal vor. Lassen Sie sich mit der Umstellung etwas Zeit. Sie haben in dieser Woche „umdenken" gelernt. Das heißt aber noch nicht, dass Sie deshalb schon so weit sind, Ihre Ernährungs- oder gar Ihre Lebensweise umzustellen. Setzen Sie sich deshalb für jede Basenfastenwoche *ein* Ziel. Nehmen Sie sich beispielsweise dieses Mal vor, dass Sie danach nur noch einmal pro Woche Süßigkeiten essen oder nur noch einmal pro Woche Fleisch oder Wurst, oder nur noch 1 Tasse Kaffee am Tag trinken – wo immer Sie Ihre schlimmsten Säuresünden sehen. Setzen Sie sich dann für Ihre nächste Basenfastenwoche das nächste Ziel: „Das nächste Mal will ich mir ... abgewöhnen." Auf diese Weise werden Sie nicht von ihrem schlechten

Gewissen überwältigt und können sich die eine oder andere Sünde erlauben. Wenn Sie die Ernährung insgesamt auf basischer umstellen, dann sind auch mal kleine Sünden problemlos drin.

Gut zu wissen

Wichtig für Ihren langfristigen Erfolg

1. Seien Sie in Zukunft mit Säurebildnern auf dem Speiseplan sehr zurückhaltend: Die folgende Säure-Basen-Pyramide zeigt Ihnen auf einen Blick, welche Lebensmittel Sie *nach* dem Basenfasten besonders reichlich auf den Tisch sollten und mit welchen Sie sparsam umgehen sollten.
2. Legen Sie jetzt schon den Termin für die nächste Basenfastenwoche fest.

Die Säure-Basen-Pyramide für Ihre Ernährung nach dem Basenfasten.

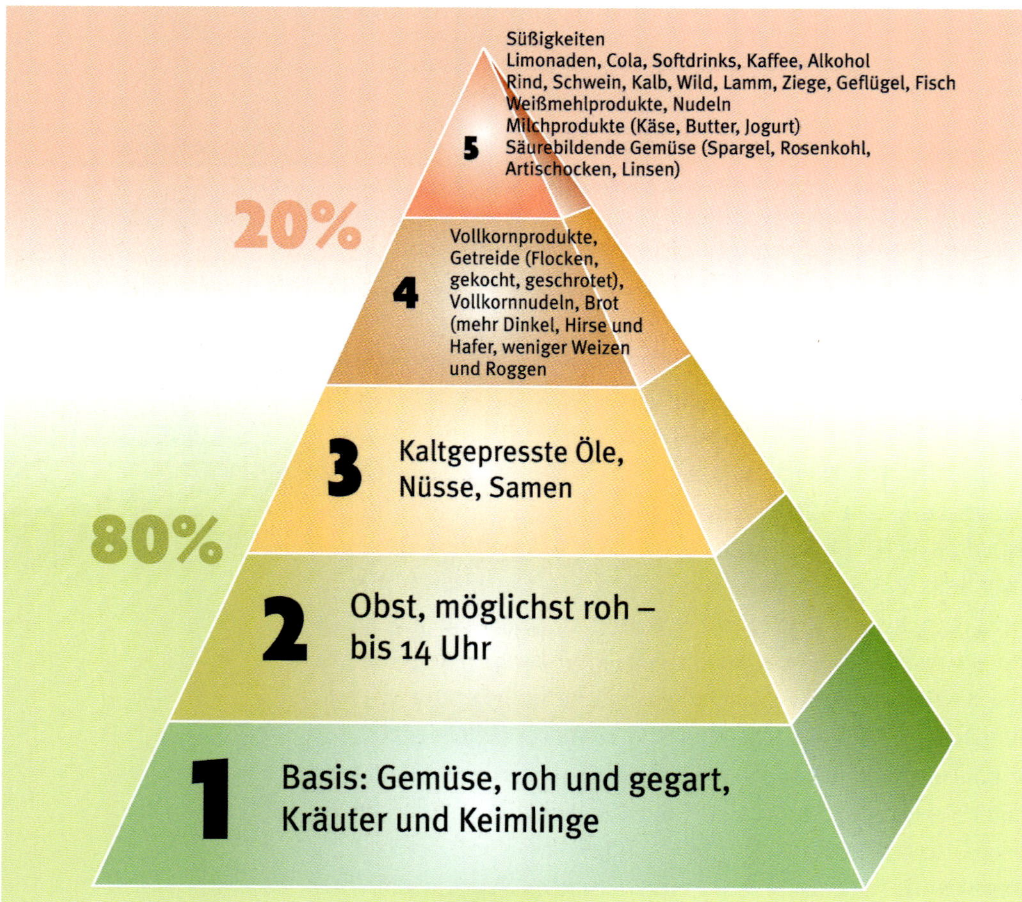
Süßigkeiten
Limonaden, Cola, Softdrinks, Kaffee, Alkohol
Rind, Schwein, Kalb, Wild, Lamm, Ziege, Geflügel, Fisch
Weißmehlprodukte, Nudeln
Milchprodukte (Käse, Butter, Jogurt)
Säurebildende Gemüse (Spargel, Rosenkohl, Artischocken, Linsen)
5
20%
4
Vollkornprodukte, Getreide (Flocken, gekocht, geschrotet), Vollkornnudeln, Brot (mehr Dinkel, Hirse und Hafer, weniger Weizen und Roggen
3
Kaltgepresste Öle, Nüsse, Samen
80%
2
Obst, möglichst roh – bis 14 Uhr
1
Basis: Gemüse, roh und gegart, Kräuter und Keimlinge

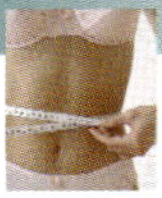

Der basische Tag zwischendurch

Und schließlich gibt es noch eine Möglichkeit, wenn alle Ihre guten Vorsätze nichts helfen: Legen Sie einfach hin und wieder einen rein basischen Tag ein. Das geht ganz ohne große Vorbereitung und entlastet Sie schnell und wirkungsvoll. Ein guter Tag für solche Vorhaben ist ein freier Tag, etwa ein Samstag.

INFO

Ein basischer Tag zwischendurch verhindert auf einfache Weise, dass der Erfolg ihrer Basenfastenwoche zunichte gemacht wird.

Vorschlag für einen basischen Tag zwischendurch

Gut zu wissen

- **Morgens:** Trinken Sie nach dem Aufstehen ein Glas heißes Wasser von Quellwasserqualität (kein Stadtleitungswasser!) oder eine Tasse Ingwertee. Das reinigt und kurbelt die Verdauung an.
  Essen Sie als Frühstück nur einen Apfel, eine Banane oder trinken Sie einen frisch gepressten Saft. Verwenden Sie ein oder zwei Karotten in dem Saft – Karotten entgiften die Leber.
  Kochen Sie sich die erste Kanne Kräutertee (Beutel auf 1 Liter Quellwasser) und trinken Sie den Tee bis mittags leer. Sie können auch Wasser trinken.
  Kaufen Sie sich zwei bis drei Gemüsesorten der Saison, auf die Sie auch Lust haben und ein bis zwei Salatsorten der Saison.
- **Mittags:** Bereiten Sie sich einen schönen Rohkostsalatteller aus grünem Salat und Karotten, Navets oder Rettichsalat mit einem basischen Dressing und frischen Sprossen. Im Sommer ist ein Tomatensalat mit Basilikum und Oliven lecker.
  Kochen Sie die zweite Kanne Kräutertee, die bis abends geleert sein muss.
  Machen Sie am Nachmittag einen ausgedehnten Spaziergang, Jogging oder Walken oder gehen Sie schwimmen und anschließend in die Sauna.
- **Abends:** Essen Sie noch vor 19 Uhr eine basische Gemüsesuppe oder ein kleines basisches Gemüsegericht aus dem Rezeptteil. Gehen Sie an diesem Abend früh zu Bett.

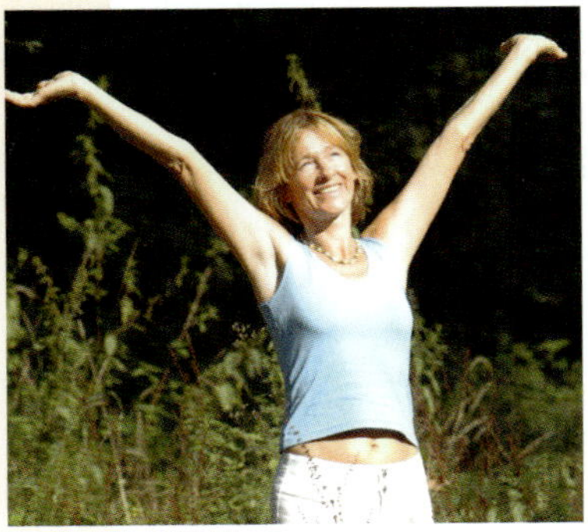

Wirkt wie ein Kurzurlaub: der basische Tag zwischendurch!

Wenn Sie den Effekt noch verstärken wollen, können Sie am Abend vor ihrem basischen Tag noch einen Einlauf machen oder den Darm mit Glaubersalz entleeren.

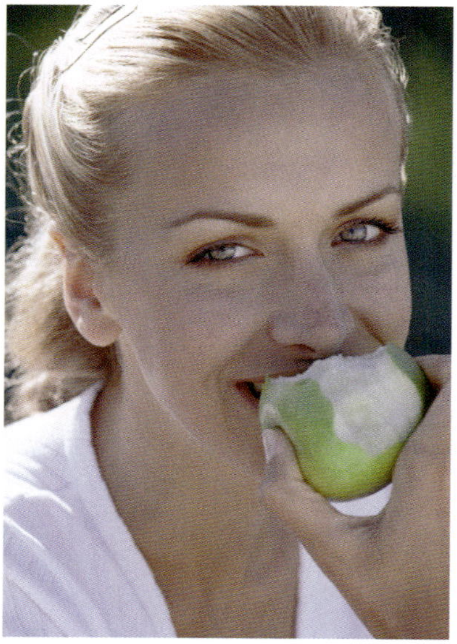

Nehmen Sie jeden Tag so viel wie möglich „Basisches“ zu sich.

Ein- oder zweimal im Jahr Basenfasten hält fit

Der basische Tag zwischendurch ist ein guter Rettungsanker, ersetzt aber nicht die Basenfastenwoche. Ein- bis zweimal im Jahr Basenfasten für ein oder zwei Wochen sind ideal. Wie lange Zeit zwischen zwei Basenfastenwochen liegen sollte, dafür gibt es keine Regel. Zum einen hängt es von Ihrem Gesundheitszustand ab, wann Sie das nächste Mal eine Entsäuerungswoche einlegen. Wichtiger aber ist noch, wann Sie persönlich das Bedürfnis nach einer Basenfastenkur haben. Spätestens wenn Sie dieses Bedürfnis spüren, wird es Zeit, nur noch Gemüse und Obst einzukaufen.

Wenn Sie zu den Menschen gehören, die so etwas grundsätzlich nicht bemerken, dann planen Sie einfach Ihre nächste Basenfastenwoche und tragen Sie sich den Termin in den Kalender ein – so geht das Vorhaben nicht im Alltagsgewimmel unter.

Doch bis zur nächsten Kur gibt es eine kleine Hilfestellung, wie Sie „Basisches“ in ihren Alltag integrieren können:

Gut zu wissen

Drei Fragen für jeden Tag

- Woher erhalte ich heute mein tägliches Obst und Gemüse?
- Wo baue ich heute meine Bewegung ein?
- Wie komme ich heute zu ausreichender Erholung?

Machen Sie diesen kleinen Check jeden Tag – das hilft ungemein. So geht Ihnen das „basische Denken“ in Fleisch und Blut über. Denn basisches Denken bezieht sich nicht nur auf Essen – auch Bewegung und Erholung gehören dazu – am besten täglich.

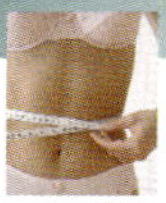

Bildnachweis und Bezugsquellen

- S. 2 (Andreas Wacker), S. 95 (Matteo Wacker): Sabine Wacker
- S. 2, 147 (Sabine Wacker): Uwe Phillip, up-photo, Leimen, www.up-photo.de
- S. 41 (Tee): Lebensbaum, Ulrich Walter GmbH, Dr.-Jürgen-Ulderup-Str. 12, 49356 Diepholz, Tel. 05441/98 56-100
- S. 46 (CHT): Pressefoto Peter Dorn
- S. 64 (Sprossenglas): Eschenfelder, Turnstr. 30 (Fabrik am Kreuzfelsen), 76846 Hauenstein, Tel. 06392/71 19
- S. 66 (Saisonkalender): aid infodienst, Bonn (www.aid-medienshop.de)
- S. 75 (Gemüsedünster): WMF Aktiengesellschaft, Eberhardstraße, 73309 Geislingen/Steige
- S. 76: Zeitschrift Vegetarisch fit
- S. 78 (Chufas Nüssli): Habel-Getreideflocken, Ringstr. 18, 86511 Schmiechen
- S. 94, 100: Rapunzel Naturkost AG, Haldergasse 9, 87764 Legau
- S. 108, 109: Carasana-Bäderbetriebe GmbH, Römerplatz 1, 76530 Baden-Baden
- S. 111: Maharishi Ayurveda Gesundheits- und Seminarzentrum Bad Ems GmbH, Postfach 1330, 56120 Bad Ems, Tel. 0 26 03/9407-0, E-mail: info@ayurveda-badems.de
- S. 116 (Traubensilberkerze), S. 120 (Auster mit Perlmuttschicht), S. 124 (Globuli), S. 126, 132, 135, 136 (Schüßler-Salze): Deutsche Homöopathie-Union, Ottostr. 24, 76227 Karlsruhe, Tel. 0721/40 93 01

Alle Rezepte wurden von mir entwickelt außer:

- S. 86 (Rote-Bete-Kohlrabi-Salat mit Sesamsaat), S. 101 (Basische Früchteplätzchen): von Kursteilnehmerinnen
- S. 91 (Kartoffelsuppe nach Matteo's Art): von meinem Sohn Matteo
- S. 93 (Claudias Steinpilzsteaks mit Blumenkohl): von meiner Schwester Claudia
- S. 99 (Zucchini – schnell und einfach): von meinem Mann

Register

UNSER LESER-SERVICE FÜR SIE

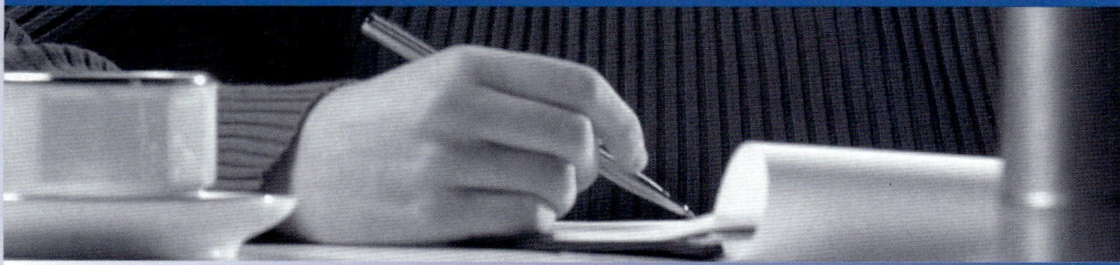

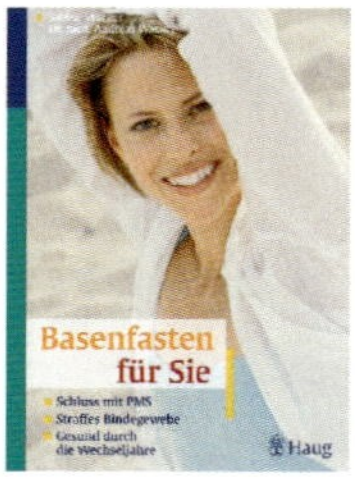

Liebe Leserin, lieber Leser,

wir freuen uns, dass wir Ihnen mit diesem Buch weiterhelfen konnten. Fragen zum Inhalt dieses Buches leiten wir gern an die Autorin oder den Autor weiter.

Auch Anregungen und Fragen zu unserem Programm wie auch Ihre Kritik sind uns herzlich willkommen!

Denn: **Ihre Meinung zählt.**
Deshalb zögern Sie nicht – schreiben Sie uns!

Ihre

Dr. Elvira Weißmann-Orzlowski

- Adresse: Lektorat Haug Verlag
  Postfach 30 05 04
  70445 Stuttgart
- E-Mail Leserservice: heike.bacher@medizinverlage.de
- Fax: 0711-8931-748